Tong-Zheng Hong

Um novo protocolo de pontos de acupunctura para gerir a dor do cancro

Tong-Zheng Hong

Um novo protocolo de pontos de acupunctura para gerir a dor do cancro

Reforçar o Yang para nutrir o Yin

ScienciaScripts

Imprint
Any brand names and product names mentioned in this book are subject to trademark, brand or patent protection and are trademarks or registered trademarks of their respective holders. The use of brand names, product names, common names, trade names, product descriptions etc. even without a particular marking in this work is in no way to be construed to mean that such names may be regarded as unrestricted in respect of trademark and brand protection legislation and could thus be used by anyone.

Cover image: www.ingimage.com

This book is a translation from the original published under ISBN 978-3-639-70500-3.

Publisher:
Sciencia Scripts
is a trademark of
Dodo Books Indian Ocean Ltd. and OmniScriptum S.R.L publishing group

120 High Road, East Finchley, London, N2 9ED, United Kingdom
Str. Armeneasca 28/1, office 1, Chisinau MD-2012, Republic of Moldova, Europe
Managing Directors: Ieva Konstantinova, Victoria Ursu
info@omniscriptum.com

Printed at: see last page
ISBN: 978-620-8-41280-7

Zawartość

PRZEDMOWA

Niezależnie od tego, czy ból nowotworowy jest łagodny, umiarkowany czy silny, może on zdecydowanie wpływać na jakość życia pacjenta.

Niektóre objawy raka i skutki uboczne leczenia sprawiają, że pacjenci czują się gorzej. Oczywiście objawy mogą przybierać różne formy, takie jak uczucie mrowienia lub pieczenia, uczucie ostrego, kłującego bólu, który może pojawiać się i znikać lub uporczywy ból. Jak pomóc pacjentom złagodzić ból przyciąga uwagę w praktyce klinicznej obecnie na całym świecie.

Ten wyjątkowy i nowatorski protokół akupunkturowy trwający zaledwie 3 minuty został przedstawiony na przykładzie pacjenta, u którego zdiagnozowano raka płuc w IV stadium zaawansowania i ma na celu pomóc zarówno praktykom akupunktury, jak i lekarzom.

Oczekuje się, że pacjenci cierpiący na ból nowotworowy mogą skorzystać z tego protokołu i mogą być pewni siebie w walce z bólem nowotworowym, ponieważ protokół ten może pomóc im znacznie złagodzić ból nowotworowy w ciągu zaledwie 3 minut.

Komentarze są mile widziane i proszę o kontakt pod adresem: ty438876@gmail.com.

ROZDZIAŁ 1

1. Wprowadzenie

Ból, jeden z najczęstszych objawów u pacjentów z chorobą nowotworową, który jest wyniszczający i frustrujący, może być spowodowany rakiem, leczeniem przeciwnowotworowym lub kombinacją czynników. Z drugiej strony, u pacjentów z zaawansowaną chorobą nowotworową może występować silny ból, a u osób, które przeżyły chorobę nowotworową, ból może utrzymywać się przez pewien czas, nawet po zakończeniu leczenia [1].

Sposób radzenia sobie z bólem, aby pomóc pacjentom z rakiem poczuć ulgę, zasługuje na uwagę, ponieważ ból nowotworowy nie tylko zakłóca jakość życia, sen, pracę, codzienne czynności, ale także powoduje, że pacjenci są przygnębieni i nie są pewni siebie, aby podjąć dalsze leczenie.

Innymi słowy, skuteczne metody leczenia bólu powinny przynosić pacjentom ulgę i inspirować ich do dalszego życia. Leczenie bólu jest jednak bardzo złożone i może prowadzić do szkodliwych skutków, jeśli nie jest odpowiednio stosowane i monitorowane wraz z innymi metodami leczenia, takimi jak chirurgia, chemioterapia i radioterapia.

Obecnie leczenie nieopioidowe obejmuje leki, takie jak dostępna bez recepty aspiryna, ibuprofen i acetaminofen; środki nielekowe, takie jak masaż i akupunktura; oraz zaawansowane technologicznie zabiegi wykorzystujące fale radiowe i sygnały elektryczne. Leczenie opioidami odnosi się do stosowania opioidów, które mogą blokować komunikaty bólowe wysyłane z organizmu przez rdzeń kręgowy do mózgu. Jednak opioidy muszą być stosowane prawidłowo pod nadzorem lekarza, aby uniknąć nadużywania i uzależnienia. Ponadto należy wziąć pod uwagę poważne, zagrażające życiu skutki uboczne, takie jak płytki oddech, spowolnione tętno i utrata przytomności [2].

Akupunktura, sklasyfikowana jako leczenie nieopioidowe, jest obecnie sugerowana i zalecana przez wytyczne National Comprehensive Cancer Network dotyczące bólu nowotworowego u dorosłych jako jedna z kilku integracyjnych interwencji w leczeniu bólu [3,4].

Do sierpnia 2024 r. ten 3-minutowy protokół akupunkturowy *Reinforcing Yang to Nourish Yin* był stosowany w praktyce w łagodzeniu bólu nowotworowego u pacjentów z 1 przypadkiem naciekającego raka urotelialnego, 2 przypadkami raka płuc, 1 rakiem języka i 1 białaczką, i udowodnił swoją skuteczność, jak Tabela 1.

Tabela 1 Skuteczność protokołu

Rak	Etap	Liczba zabiegów	Ocena bólu
Naciekający rak urotelialny	4	4	8 >3
Płuco	4	4	8>2
Płuco	4	2	8>2
Język	1	2	4>0
Białaczka	4	3	8>2

Z klinicznego doświadczenia w zwalczaniu bólu nowotworowego wynika, że protokół ten zasługuje na uwagę:

- pomagają pacjentom w szybkim uwolnieniu się od raka,
- zaoszczędzić pacjentom dużo pieniędzy,
- odbudować zaufanie pacjentów do leczenia.

ROZDZIAŁ 2

2. Krótki przegląd opartego na dowodach leczenia bólu za pomocą akupunktury

Choroba jest reprezentacją braku równowagi Yin-Yang w tradycyjnej medycynie chińskiej (TCM) i akupunkturze. Zupełnie inaczej niż w medycynie konwencjonalnej, tradycyjna medycyna chińska, w tym akupunktura, koncentruje się na wzorcu (1ШЖ) wywodzącym się z teorii Yin-Yang w leczeniu chorób [5]. Innymi słowy, skuteczność leczenia akupunkturą nie może wystąpić, dopóki leczenie nie jest ściśle zgodne ze Wzorcem.

Pacjenci z bólem nowotworowym, którzy nie otrzymują odpowiednich i skutecznych metod uśmierzania bólu, obniżają jakość swojego życia [1]. Jeśli chodzi o leczenie bólu, jednym z rozwiązań jest z pewnością akupunktura oparta na dowodach naukowych [3].

We wnioskach z systematycznego przeglądu 17 RCT (z udziałem 1111 pacjentów) i metaanalizy 14 RCT (z udziałem 920 pacjentów) wykazano, że akupunktura i/lub akupresura były istotnie związane ze zmniejszeniem bólu nowotworowego i zmniejszeniem stosowania leków przeciwbólowych. W innych dotychczasowych badaniach akupunktura została zweryfikowana jako skuteczna w leczeniu bólu, w tym w poprawie snu przy zmniejszonym bólu [6-9].

Na podstawie National Center for Health Statistics w 2022 r. odnotowano do 1 918 030 nowych przypadków raka. Dane pokazują również, że około 350 zgonów dziennie jest główną przyczyną śmierci z powodu raka - raka płuc [10]. W międzyczasie kilka wysokiej jakości badań potwierdziło, że ponad 50% wszystkich pacjentów z chorobą nowotworową doświadcza bólu o nasileniu od umiarkowanego do silnego [11]. W analizie z 2002 r. wykazano, że pacjenci z bólem przebijającym (BTP) mogą częściej doświadczać hospitalizacji związanych z bólem i wizyt w gabinecie lekarskim. Całkowity koszt hospitalizacji związanych z bólem, wizyt na pogotowiu i wizyt w gabinecie lekarskim wyniósł 12 000 USD rocznie na pacjenta z BTP i 2400 USD rocznie na pacjenta bez BTP [12].

Ogólnie rzecz biorąc, koszty z własnej kieszeni poniesione w związku z usługami akupunktury w 723 klinikach w 39 regionach metropolitalnych wyniosły 15-400 USD za pierwszą wizytę akupunkturową, podczas gdy koszty wizyt kontrolnych wyniosły 15-300 USD w 2018 r. [13].

Należy jednak zauważyć, że niektóre badania, które twierdzą, że pacjenci z bólem nowotworowym mogą odnieść większe korzyści niż osoby otrzymujące pozorowaną akupunkturę, nie są zgodne z TCM / wzorcem akupunktury [14-15].

ROZDZIAŁ 3

Opis przypadku

W tym niesamowitym przypadku klinicznym z zastosowaniem tego protokołu akupunktury, pacjent w 2018 roku zaczął otrzymywać ten ekskluzywny i nowatorski protokół akupunkturowy *Reinforcing Yang to Nourish Yin* przez cztery kolejne dni, który został zaprojektowany zgodnie z teorią YinYang TCM i teoriami akupunktury [16, 17].

Ponieważ brak równowagi Yin-Yang może skutkować chorobą, sposób zrównoważenia Yin i Yang w krótkim czasie z pewnością odgrywa kluczową rolę w praktyce klinicznej. Ten trzyminutowy protokół składa się z sześciu punktów Yuan/źródłowych i sześciu punktów Luo/połączeniowych, które mogą aktywować kanały Yin i Yang w tym samym czasie, aby zrównoważyć Yin i Yang, co całkowicie różni się od protokołów leczenia akupunkturą opartych na wzorze pacjenta.

Pacjent w wieku 57 lat został zdiagnozowany w IV stadium raka płuc dziewięć miesięcy temu jako naciekający rak urotelialny, cukrzyca, prawa miednica i podejrzenie dolnego odcinka moczowodu z przerzutami do kręgosłupa piersiowego przed podjęciem leczenia tym 3-minutowym protokołem i stosował 8 plastrów Fentany dziennie w celu złagodzenia bólu przed czterema kolejnymi zabiegami akupunktury.

Następnego dnia pacjent stwierdził, że stosowanie plastrów zmniejszyło się do 2 plastrów już po pierwszym zabiegu. Wynik ten wykazał, że pacjent odczuwał znaczną ulgę w bólu, który oceniono z 8 do 3 w skali bólu Wong Baker FACES po czterech zabiegach.

3.1 Szczegóły zabiegów

W TCM i teoriach akupunktury dobrze wiadomo, że "niedobór Qi (W^) skutkuje zimnem". W praktyce klinicznej u osób otrzymujących chemioterapię zawsze występuje wzorzec przeziębienia, w tym u tego pacjenta.

Patrząc wstecz na jego historię, ten pacjent pił herbatę i herbatę, i zostawał na noc do pracy.

Proponowane badanie pilotażowe było zmodyfikowanym, podwójnie ślepym, randomizowanym, pozornie kontrolowanym badaniem klinicznym z udziałem 54 pacjentów z chorobą nowotworową. Proponowane badanie pilotażowe było zmodyfikowanym, przeprowadzonym metodą podwójnie ślepej próby, randomizowanym, kontrolowanym pozorowanym badaniem klinicznym z udziałem 54 pacjentów z chorobą nowotworową Proponowane badanie pilotażowe było zmodyfikowanym, przeprowadzonym metodą podwójnie ślepej próby, randomizowanym, kontrolowanym pozorowanym badaniem klinicznym z udziałem 54 pacjentów z chorobą nowotworową. Proponowane badanie pilotażowe było zmodyfikowanym, podwójnie ślepym, randomizowanym, kontrolowanym badaniem klinicznym z udziałem 54 pacjentów z rakiem.

Przypadek ten był ściśle zgodny z TCM / akupunkturą Pattern-Cold, w oparciu o wnioski z badania przeprowadzonego przez Zhu i in. w 2017 r., że pacjenci z wzorem Yin-Cold mają większe szanse na mutację genu EGFR niż wzór Yang-Heat [12]. Z drugiej strony, zimno w teorii TCM może również powodować niedobór Qi, który klinicznie objawia się bólem związanym z rakiem [13].

3.1.1 Dzień 1

Ogólnie rzecz biorąc, pacjent jest często diagnozowany na podstawie czterech umiejętności - patrzenia, słuchania, pytania i pulsu, zgodnie z teoriami TCM / akupunktury.

Aby postępować zgodnie z doktryną północy i południa oraz teorią 24-godzinnego cyklu Yin-Yang, pacjenci otrzymali pierwsze leczenie o godzinie 21:00, a jego główne skargi obejmowały niepokój, niepokój o rodzinę, brak energii, zmęczenie, wzdęcia, trudności w oddychaniu, ostry ból w prawym żebrze, gorzki smak, utratę apetytu, cienie pod oczami i depresję.

Obiektywnie rzecz biorąc, pacjent w pewnym stopniu wyglądał na przygnębionego. Zapytany, pacjent powiedział, że ma wiele do zrobienia i nie jest pewien, czy będzie mógł żyć dłużej. Z drugiej strony, ból nowotworowy znacząco wpływał na jakość jego życia, uniemożliwiając mu sen. Cierpiał również na alternatywne zaparcia i luźne stolce.

Zmierzono puls, który był napięty i niewielki, co wskazywało na chłód i ból. Kończyny były lekko wilgotne i zimne.

Podkreśla się to w tym przypadku i uważa, że diagnoza języka może służyć jako jedna z obiektywnych informacji dotyczących leczenia [18].

Oprócz głównych dolegliwości, unikalną umiejętnością diagnostyczną TCM jest diagnoza języka, która nie tylko odgrywa kluczową rolę, ale także dostarcza obiektywnych informacji o pacjencie, jak pokazano na rysunku 1.

Rysunek 1 Diagnoza języka

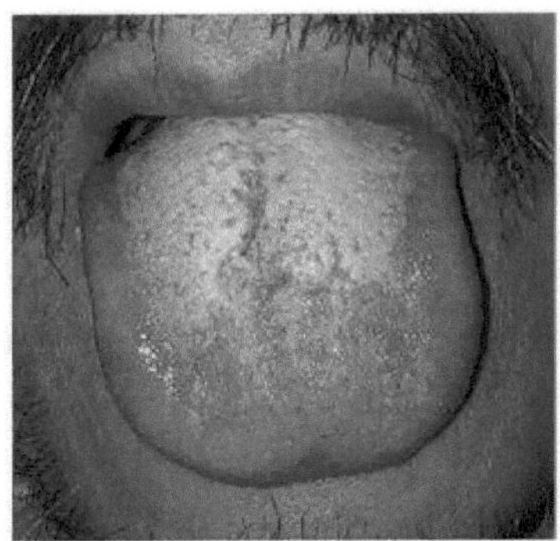

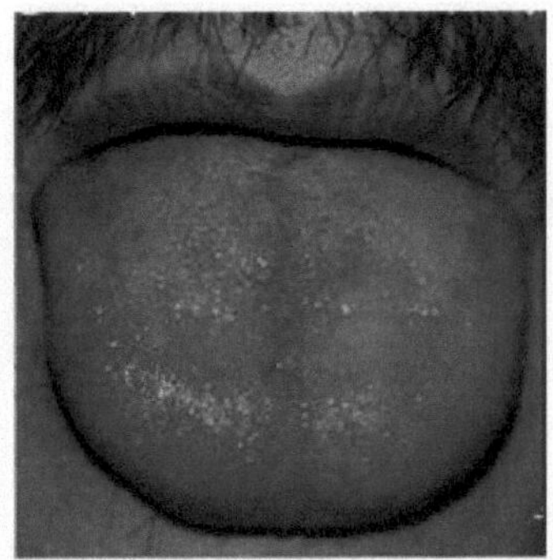

Przed Po

Kolor języka był nieco blady i czerwony, pokryty grubym białym nalotem na dolnym Jaio, co wskazywało na niedobór wilgoci i krwi. Dodatkowo, odrobina fioletu na górnej części języka reprezentowała niedobór qi płuc.

Ogólnie rzecz biorąc, wszystkie informacje zebrane z czterech umiejętności wykazały, że wzorcem TCM pacjenta był niedobór qi śledziony i płuc. Niedobór qi płuc może skutkować dusznością i słabym krążeniem, w tym przepływem wody. Tymczasem zmęczenie, alternatywne zaparcia i luźne stolce były oznakami niedoboru qi śledziony.

Przed zabiegiem pacjent został poproszony o zamknięcie oczu i wzięcie głębokiego oddechu w kierunku wschodnim.

Zabieg rozpoczął się o 21:00 i od razu poczuł bolesność, zwaną w akupunkturze uczuciem De Qi, gdy pierwsza igła została wprowadzona do punktów akupunkturowych.

Trzy minuty później po zakończeniu leczenia pacjentowi kazano pić szklankę wody przez 15 minut na raz przez trzy razy. Powiedział, że czuje się bardziej komfortowo, a ból wydaje się łagodny, co można wytłumaczyć ustąpieniem lepkiej białej powłoki na zdjęciu After.

Jak złagodzić ból nie może uciekać się tylko do leków. W teoriach TCM i akupunktury stwierdza się, że kluczem do zachowania zdrowia powinna być naturalna siła.

Aby odzyskać energię definiowaną jako Qi i Krew w TCM/akupunkturze, która jest uważana za podstawowe składniki życia w TCM i teoriach akupunktury, dla lepszej jakości życia i szybszego złagodzenia bólu, pacjentowi zalecono, aby odstawił leki przeciwbólowe, kładł się spać przed 23:00 każdej nocy, regularnie pił letnią wodę, która nie jest mieszanką zimnej i gorącej wody, opalał się przez co najmniej 10 minut między 7 a 9 rano i trzymał się z dala od mleka i jajek. Jeśli to możliwe, należy codziennie spacerować przez 15 minut bosymi stopami.

3.1.2 Dzień 2

Drugiego dnia zabieg przeprowadzono o godzinie 21:00, podobnie jak pierwszego dnia, zgodnie z doktryną północy i południa oraz odpływu.

Pacjent ten powiedział, że miał spokojny sen, jaki kiedykolwiek miał od czasu zdiagnozowania u niego raka płuc i obudził się o 6 rano, ponieważ poczuł ruchy jelit i był głodny.

Przed rozpoczęciem drugiego zabiegu podwinął koszulkę w kształcie litery A, mówiąc, że użył tylko 2 plastrów Fentany, co oznaczało, że naprawdę odczuwał mniejszy ból. Ponadto jego żona uśmiechnęła się, mówiąc, że pacjent uśmiechnął się po pierwszym zabiegu.

3.1.3 Dzień 3

Pierwszego dnia pacjent powiedział, że stracił apetyt z powodu chemioterapii i nie mógł zasnąć z powodu bólu.

Pacjent powiedział również, że jego żona płakała z radości, ponieważ poprosił żonę o ugotowanie dla niego miski makaronu i zjadł ją. Jego żona powiedziała, że zgodnie z jej najlepszą wiedzą, była szczęśliwa, ponieważ pacjent czuł się lepiej dzięki leczeniu, a głodne krążenie wracało do normy.

Po leczeniu pokazał również zastosowanie 2 plastrów Fentany, mówiąc, że ból prawie zniknął. Wypróżnił się bez lewatywy glicerynowej. Ponadto wyglądał na bardziej energicznego i rozmownego.

3.1.4 Dzień 4

Często dzwoniłem do żony pacjenta, aby poinformować ją, ile czasu zajmie mi dotarcie do domu. Nie zadzwoniłem jednak w dniu 4, ponieważ byłem blisko pacjentów.

Cud! Pacjent otworzył drzwi, witając mnie głośno i energicznie, jak normalni ludzie. Pokazał również, że użył tylko 1 plastra Fentany i stwierdził, że czuje, że ból prawie zniknął.

3.1.5 Po dniu 5

Zabiegi Reinforce Yang to Nourish Yin były przeprowadzane co dwa dni po dniu 4.

Od dnia 5 pacjent nie stosował już plastrów Fentany. Niestety, pacjent zmarł miesiąc później.

Pacjent czuł się pełen energii, więc zdecydował się dokończyć chemioterapię. Jednak podczas chemioterapii w szpitalu zapadł w śpiączkę i dwa dni później zmarł z powodu sepsy.

ROZDZIAŁ 4

Dyskusja

Na podstawie National Center for Health Statistics w 2022 r. odnotowano do 1 918 030 nowych przypadków raka. Dane pokazują również, że około 350 zgonów dziennie jest główną przyczyną śmierci z powodu raka - raka płuc [14]. W międzyczasie kilka wysokiej jakości badań potwierdziło, że ponad 50% wszystkich pacjentów z chorobą nowotworową doświadcza bólu o nasileniu od umiarkowanego do silnego [15]. W analizie z 2002 r. wykazano, że pacjenci z bólem przebijającym (BTP) mogą częściej doświadczać hospitalizacji związanych z bólem i wizyt w gabinecie lekarskim. Całkowity koszt hospitalizacji związanych z bólem, wizyt na pogotowiu i wizyt w gabinecie lekarskim wyniósł 12 000 USD rocznie na pacjenta z BTP i 2400 USD rocznie na pacjenta bez BTP [16].

Ogólnie rzecz biorąc, koszty z własnej kieszeni poniesione w związku z usługami akupunktury w 723 klinikach w 39 regionach metropolitalnych wyniosły 15-400 USD za pierwszą wizytę akupunktury, podczas gdy koszty wizyt kontrolnych wyniosły 15-300 USD w 2018 r. [17].

2.1 Wzory

Wzorce (1ШЖ) są unikalne w TCM, a identyfikacja wzorców jest najbardziej krytyczna.

czynnik leczenia i ściśle koreluje z pomyślnymi wynikami. Wzorce wywodzą się z teorii Yin-Yang, która jest abstrakcyjną koncepcją tradycyjnej medycyny chińskiej (TCM) i teorii akupunktury [18].

Chociaż wzorce są trudne, koncepcja ta odgrywa kluczową rolę dla społeczeństwa, aby uchwycić cały obraz mechanizmu TCM / akupunktury. Obecnie dowody naukowe pokazują, że nadal służy jako podstawa wzorca do diagnozy i najlepszych wyników leczenia [18].

Ponadto, Yin-Yang, jak na rysunku 3, zasługuje na uwagę, ponieważ brak równowagi Yin-Yang może prowadzić do chorób, a koncepcja ta służy jako podstawa wzorca. Wzorce, które odróżniają TCM / akupunkturę od medycyny zachodniej w diagnostyce do leczenia, muszą być ściśle przestrzegane w leczeniu, ponieważ zasady wyboru punktów akupunkturowych w praktyce klinicznej często wybierają kanały powiązane wewnętrznie i zewnętrznie, kanały odpowiadające Zhang i Fu, kanały parowania Ying-Yang, punkty akupunkturowe Yuan-Source, punkty akupunkturowe Collecting, punkty akupunkturowe Five-Shu, punkty akupunkturowe Back-Shu, punkty akupunkturowe Mother-Child i punkty akupunkturowe Front-Mu itp. [19].

Rysunek 2 Składniki Yin-Yang

Yin	Yang
Krew	Funkcja Qi
Materiał Zang	Fu
Meridian Yin	Meridian Yang

Oznaki i objawy w TCM / akupunkturze mogą być zupełnie inne niż w medycynie zachodniej i są rozumiane jako szersze. Ogólnie rzecz biorąc, lekarze TCM lub praktycy akupunktury zwykle nie stosują typowych zachodnich patologicznych klasyfikacji chorób, ale raczej polegają na wzorcach zindywidualizowanych przez brak równowagi Yin-Yang, Qi i krwi oraz płynów ustrojowych w organizmie [20].

Niedobór Qi śledziony i płuc jest bezpośrednio związany z Qi i Krwią, ponieważ "niewidzialna Qi wytwarza widzialną Krew". Jeśli chodzi o niedobór krwi w tym przypadku, istnieją trzy zangi ściśle związane z krwią, na które może wpływać przepływ Qi, jak pokazano w tabeli 2 [21].

W teorii Zang(臟)-Fu(腑) Zang-Fu TCM/akupunktury, każdy z nich ma Yin-Yang i Qi-Krew.

Nerka w TCM jest określana jako "Korzeń Życia", ponieważ przechowuje Esencję (Jing, 精).). Esencja jest twórcą życia i podstawą dla Yin i Yang. Z drugiej strony, esencja przechowywana przez nerki jest podstawą do produkcji szpiku kostnego, który jest często źle rozumiany, ponieważ nie może dokładnie odpowiadać szpikowi kostnemu w medycynie zachodniej. Esencja może zostać przekształcona w Krew, a Krew odżywia Esencję. Innymi słowy, zarówno Krew, jak i Esencja współdziałają ze sobą, aby utrzymać poziom Yin dla normalnego funkcjonowania organizmu [21].

Tabela 2 Funkcje zang związane z krwią

Zang	Funkcje
Wątroba	Magazynowanie krwi i regulacja jej objętości
Śledziona	Kontrolowanie i wysyłanie krwi
Nerka	Kontrolowanie kości i przechowywanie Jing

Każdy organ Zang i Fu składa się z Yin i Yang. Co najważniejsze, główną funkcją wątroby w teoriach TCM / akupunktury jest regulacja Qi, w której wątroba jest klasyfikowana jako Yin. Ostrzeżenie "*Wątroba jest wyzwalaczem chorób i najeźdźcą pięciu narządów Zang i sześciu narządów Fu*" oznacza, że wątroba jest kluczem do regulacji Qi, tj. regulacji swobodnego i płynnego przepływu Qi w organizmie między narządami Zang-Fu.

Spośród wszystkich wzorców związanych z wątrobą z punktu widzenia etiologii, stagnacja Qi wątroby jest absolutnie najczęstszym wzorcem przyczynowym w praktyce, w tym niedoborem Qi śledziony i płuc w tym przypadku.

Omówiono, że etiologia i teoria Pięciu Elementów TCM / akupunktury wskazują, że gniew i związane z nim negatywne emocje, takie jak zmartwienie, uraza, strach, rozczarowanie i frustracja itp. są ściśle związane z wątrobą. I odwrotnie, negatywne emocje mogą znacząco wpływać na wątrobę i ostatecznie zakłócać płynny przepływ Qi w organizmie. Innymi słowy, stagnacja Qi łatwo występuje, gdy Qi wątroby nie może swobodnie przepływać. Stagnacja Qi w wątrobie będzie zatem upośledzać krążenie Qi i krwi, powodując stany emocjonalne, takie jak ciągły gniew, depresja i narzekanie na podstawie niedoboru krwi. Można odczuwać ucisk w gardle, bóle głowy, napięcie w żołądku i uczucie obrzęku piersi, skłonność do utraty panowania nad sobą, a także uczucie ucisku/bólu w okolicy klatki piersiowej i hipochondrii z częstym wzdychaniem [22].

Krótko mówiąc, przepływ Qi w organizmie jest związany z Życiem, Śledzioną i Płucami. Wśród tych narządów Zang wątroba odgrywa kluczową rolę w przepływie Qi w organizmie, co może regulować Qi wokół śledziony i płuc.

Tabela 3 Narządy Zang-Fu związane z Qi

Zang	Funkcje
Wątroba	Magazynowanie krwi i regulacja jej objętości
Śledziona	Kontrola i wysyłanie krwi
Płuco	Reguła Qi i oddychanie

Pacjent cały czas czuł się przygnębiony, co było wzorcem stagnacji Qi wątroby. Zgodnie z relacjami Pięciu Elementów mogą istnieć cztery wzajemne relacje, takie jak Sekwencja Generująca(生 :, Cykl Sheng), Kontrolująca Sekwencja(克, , Ko Cycle), Sekwencja Overacting(相乘, Destructive Cycle) oraz

Insulting Sequence(反侮, , Anti Ko Cycle) [21].

Tabela 2 pokazuje, że wątroba odgrywa kluczową rolę w krążeniu Qi, ponieważ wątroba może kontrolować śledzionę, powodując wilgoć i objawy związane z krwią. W międzyczasie Śledziona może generować Płuca. Gdy wystąpi niedobór Qi śledziony, można spodziewać się niedoboru Qi płuc.

Wskazuje się, że Wątroba i Nerki mają to samo pochodzenie. Gdy Nerki funkcjonują prawidłowo, qi Wątroby jest w stanie zapewnić spójne i płynne krążenie Qi we wszystkich częściach ciała i nie atakować Śledziony. Ponadto, Nerki w TCM są określane jako "Korzeń Życia", ponieważ przechowują Esencję (Jing, 精).). Esencja jest twórcą życia i podstawą dla Yin i Yang [16].

Zangi związane głównie z etiologią wilgoci obejmują płuca, śledzionę i nerki. Tabela 3 przedstawia różnice między funkcjami zangów w medycynie zachodniej i tradycyjnej medycynie chińskiej.

Qi, energia życiowa ciała, odnosi się do Yang, która reprezentuje funkcje jako źródło wszystkich ruchów w ciele, takich jak utrzymywanie normalnej temperatury w celu ogrzania ciała, obrona ciała przed zewnętrznymi patogenami, utrzymywanie narządów we właściwych pozycjach i przekształcanie żywności w użyteczne substancje w ciele.

Zarówno Jing, jak i Qi współpracują ze sobą, jak pokazano na rysunku 3, aby być manifestacją Shen. Shen może służyć jako narzędzie do diagnozowania za pomocą wzorca pochodzącym z teorii Ying-Yang, która odróżnia TCM od medycyny zachodniej i wskazuje, że choroba odnosi się do utraty równowagi YinYang [23].

Rysunek 3 Związek Jing i Qi z Shen

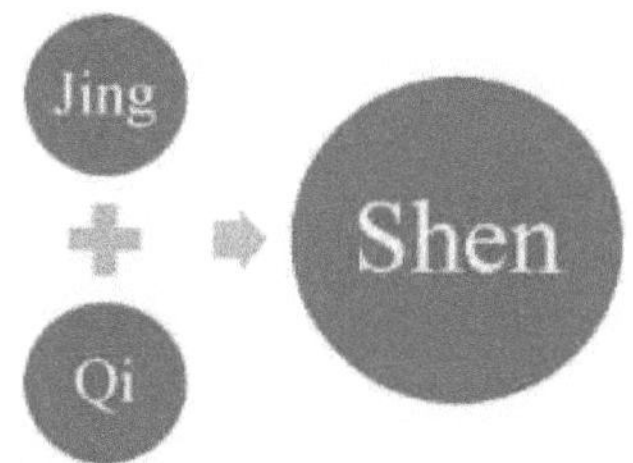

Tabela 4 Zangi związane z wilgocią

Tradycyjny Chiński	Medycyna zachodnia	Medycyna/Akupunktura
Płuco	Oddychanie	Krążenie Qi
Śledziona	• Produkcja opsonin, properdyny i tuftsyny • Tworzenie czerwonych krwinek. • Magazynowanie czerwonych krwinek, • limfocytów i innych formacji • elementy	Kontrola krwi Kontroluj i twórz Qi
Nerka	Wydalanie moczu	Przechowuje esencję (Yin)

		Zarządza wodą Kontroluje odbiór Qi

Z powyższych dyskusji z pewnością wynika, że wątroba jest kluczem do patologii i etiologii.

Wśród narządów Zang, aktywna natura Wątroby w TCM ma dwie funkcje wznoszenia i rozpraszania, które mogą wpływać na funkcje organizmu [24]. Wątroba przechowuje krew, co odnosi się do regulowania objętości krwi w całym ciele i służy zapobieganiu wydostawania się krwi poza żyły w połączeniu ze śledzioną. Z drugiej strony, wątroba reguluje również swobodny przepływ Qi, aby zapewnić prawidłową dystrybucję krwi i płynów, wznoszenie się qi śledziony i opadanie qi żołądka, a wreszcie reguluje emocje [21].

Stagnacja qi wątroby jest niezwykle powszechnym wzorcem TCM w klinice. Emocje są ściśle związane z funkcją wątroby odpowiedzialnej za swobodny przepływ Qi. Teoria Pięciu Elementów wyjaśnia, że wątroba jest klasyfikowana jako drewno, które może łatwo generować ogień wynikający z takich zewnętrznych patogenów, jak negatywne emocje, takie jak gniew, uraza, strach, frustracja, prowadzące do stagnacji qi wątroby, która może zakłócać płynny przepływ Qi w organizmie [21].

Badania naukowe pokazują, że w komórkach docelowych substancji biologicznie aktywnych mogą pośredniczyć wewnątrzkomórkowe cykliczne nukleotydy cAMP/cGMP. Antagonistyczne działania między tymi cyklicznymi nukleotydami zmieniają się wraz ze stężeniem cyklicznych nukleotydów, co wskazuje, że niedobór Yang może odpowiadać spadkowi cAMP, podczas gdy niedobór Yin wskazuje na wzrost liczby cAMP [25].

Patologiczna zmiana stagnacji qi wątroby oznacza, że wątroba jest w depresji, co utrudnia krążenie Qi, powodując stagnację ruchu Qi. Kiedy dochodzi do stagnacji qi wątroby, może to ostatecznie powodować stany emocjonalne przez pewien okres czasu. Objawy stagnacji qi wątroby obejmują ciągły gniew, depresję i urazę, częste wzdychanie, dyskomfort w klatce piersiowej lub piersiach u kobiet, tępy lub kłujący ból w okolicy podbrzusza i nadbrzusza [26, 27], co można wyjaśnić za pomocą meridianu wątroby.

W meridianie akupunkturowym meridian wątroby sklasyfikowany jako Jueyin stopy zaczyna się po bocznej stronie dużego palca, biegnie w górę wzdłuż wewnętrznej strony nogi, aby spotkać się z SP12 i SP13, a następnie otacza obszar łonowy, aby połączyć się z naczyniem poczęcia w CV2, CV3 i CV4. Ten południk ostatecznie łączy się z naczyniem zarządzającym na wierzchołku głowy [28].

Jedna z funkcji wątroby jest ściśle związana z reakcją na stres. Badania eksperymentalne i kliniczne wykazały z punktu widzenia medycyny zachodniej, że dysregulacja neuroprzekaźników może powodować depresję. Biochemiczne wyjaśnienie pokazuje, że qi wątroby jest zaangażowana w krążenie krwi w mózgu, które zależy od makroskładników odżywczych przetwarzanych na cząsteczki z syntezy białek osocza i metabolizmu energetycznego w neuronach mózgu. Niedostarczenie wystarczającej ilości cząsteczek paliwa do mózgu zakłóca mitochondrialną produkcję ATP w neuronach. Niewystarczające uwalnianie i transport ATP wynikający z neuroprzekaźnika i neurotropiny może ostatecznie prowadzić do depresji [28, 29].

Reakcja organizmu na stres może wpływać na autonomiczny układ nerwowy, który nieprawidłowo reguluje i kontroluje granulocyty i limfocyty, co można postrzegać jako stagnację qi wątroby. Granulocyty i limfocyty są kontrolowane odpowiednio przez współczulny i przywspółczulny układ nerwowy w celu określenia proporcji tych komórek, które można postrzegać jako równowagę Yin i Yang [30].

Z drugiej strony, komórki Natural Killer, które mogą atakować komórki złośliwe, są również kontrolowane przez współczulny układ nerwowy, podczas gdy przypuszcza się, że przywspółczulny układ nerwowy kontroluje uwalnianie substancji cytotoksycznych przez komórki Natural Killer [31, 32].

Dyskomfort w okolicy klatki piersiowej lub piersi oraz ból w okolicy podbrzusza i nadbrzusza mogą być spowodowane wrzodami żołądka lub chorobą refluksową przełyku (GERD). W TCM / akupunkturze objawy te można leczyć za pomocą śledziony lub żołądka.

Zarówno śledziona, jak i żołądek są sklasyfikowane jako ziemia, która może być nadmiernie aktywowana przez wątrobę sklasyfikowaną jako drewno w teorii pięciu elementów, co jest najczęstszym wzorcem w klinice i obejmuje zespół jelita drażliwego i zespół funkcjonalnego bólu brzucha. qi żołądka jest regulowana normalnie przez swobodny przepływ qi wątroby w dół, jednak nieprawidłowa sekwencja między tymi dwoma narządami zang występuje w przypadku stagnacji qi wątroby [33, 34]. U pacjentów z funkcjonalnym bólem brzucha lub jelitami drażliwymi stwierdzono, że hormon polipeptydowy Gastryna 17 (G17) wiążący się z receptorem cholecystokininy (CCKR) w celu wzrostu błony śluzowej przewodu pokarmowego i wysiłku biologicznego, który stymuluje wydzielanie kwasu żołądkowego, jest poniżej normalnego poziomu [35, 36].

2.2 Leczenie bólu

Oprócz raka, leczenie bólu jest obecnie zdecydowanie jednym z głównych zagadnień medycznych zarówno dla TCM / akupunktury, jak i medycyny zachodniej.

Należy jednak zauważyć, że większość obecnych badań naukowych mających na celu weryfikację skuteczności TCM / akupunktury koncentruje się wyłącznie na chorobach, zamiast podążać za identyfikacją wzorca TCM, co nie może w dużym stopniu dokładnie ilustrować teorii TCM / akupunktury [37].

Krew (Xue, ώ), matka Qi, jest uważana za czynnik odżywczy w TCM, który współdziała i porusza Qi, dowódcę Krwi i czynnik poruszający w celu utrzymania krążenia w organizmie [38]. Krążenie Qi i Krwi w organizmie musi być stałe, w przeciwnym razie ból wystąpi, gdy "swobodny przepływ" Qi i Krwi zostanie zakłócony. W związku z tym związek między Qi i Krwią można określić jako wzajemnie się wspierający, współzależny i wzajemnie się przekształcający [39].

Krążenie Qi i Krwi zależy od prawidłowego, współzależnego funkcjonowania narządów Zang-Fu, obejmujących płuca, serce, wątrobę, śledzionę, nerki i San Jiao. Qi Wątroby utrzymuje krążenie Qi we wszystkich częściach ciała, łącząc się ze Śledzioną i promując funkcje trawienne w celu wytworzenia Krwi. Mechanizmy zaburzeń Qi i Krwi obejmują czynniki zewnętrzne, takie jak wiatr i ciepło, zaburzenia emocjonalne, złą dietę i urazy fizyczne oraz niewłaściwy wysiłek fizyczny, taki jak seks lub nadmierna nauka [40].

Ból, będący głównie wynikiem zaburzeń krążenia Qi i Krwi, wskazuje na dysharmonię między Qi i Krwią, klasyfikowaną jako stagnacja Qi i zastój Krwi lub niedobór Qi i niedobór Krwi. Zarówno Qi, jak i Krew powinny swobodnie krążyć w organizmie, szczególnie w naczyniach penetrujących i kierujących. Mogą istnieć różne czynniki prowadzące do bólu, ale główną patologią jest albo z powodu blokady i niedrożności, co jest wzorcem Nadmiaru, albo niedobór Krwi postrzegany jako wzorzec Niedoboru [37].

TCM / akupunktura i medycyna zachodnia od dawna postrzegane są jako dwa odrębne i rozbieżne leki z podejściem do fizjologii i technik leczenia. Dlatego też podstawowe różnice między medycyną zachodnią a TCM / akupunkturą zasługują na uwagę, gdy świadczeniodawcy opieki zdrowotnej rozważają możliwe wybory w praktyce klinicznej dla pacjentów [20].

Teoretycznie, pod względem relacji między ludźmi a niebem, które mogą współdziałać ze sobą w zapewnianiu rozwiązań dla zdrowia, TCM/akupunktura całkowicie różni się od medycyny zachodniej, postrzegając ludzkie ciało jako całość i jako mikrokosmos wszechświata w diagnostyce i leczeniu, doprowadzając ciało, umysł i ducha do harmonii z równowagą Yin-Yang. Z drugiej strony, TCM/akupunktura może koncentrować się na "wrodzonej konstytucji" organizmu, która może skutkować "podstawowymi" problemami zdrowotnymi, co może naukowo odpowiadać podstawowej tezie medycyny precyzyjnej (PM), która proponuje dostosowanie opieki zdrowotnej do indywidualnych potrzeb pacjenta poprzez decyzje medyczne, zabiegi, praktyki lub produkty dostosowane do jego zawartości genetycznej.

W TCM / akupunkturze konstytucje ludzi są podzielone na pięć wzorców w celu zrozumienia "podstawowych" przyczyn i przewidywania warunków zdrowotnych w przyszłości, w oparciu o teorię Pięciu Elementów [20].

Jednak medycyna zachodnia raczej szuka drobnych różnic z perspektywy etiologii i zajmuje się jedynie diagnozowaniem i leczeniem samych objawów. Teoria rozwija się wraz z postrzeganiem narządów oddzielnie i traktowaniem części ciała jak maszyny. Każda część narządów ma swoją funkcję, a gdy dana część zawodzi, wymaga wymiany lub resekcji [20, 41].

Z drugiej strony, leczenie stosowane w praktyce przez lekarzy jest bezpośrednio ukierunkowane na patogen lub etiologię za pomocą wielu nowoczesnych instrumentów naukowych, takich jak badania krwi, moczu i kału, zdjęcia rentgenowskie, tomografia komputerowa i rezonans magnetyczny, w celu sprawdzenia ludzkiego ciała. Oprócz zbierania wywiadu i badania fizykalnego, lekarze nie stawiają diagnozy, dopóki nie zostaną zebrane wszystkie dowody.

Bez instrumentów naukowych lekarze TCM lub akupunkturzyści mogą jedynie postawić diagnozę na podstawie objawów związanych z brakiem równowagi Yin i Yang, a nie samych chorób, analizując język pacjenta, puls, głos i sytuację całego ciała, w tym reakcję, włosy i postawę[20, 41].

Najważniejszym kluczem do pomyślnych wyników jest to, że doświadczeni lekarze TCM i akupunkturzyści mogą polegać tylko na czterech umiejętnościach diagnostycznych, aby zidentyfikować wzorce i wypisać recepty. Innymi słowy, wzorce, które odróżniają TCM od medycyny zachodniej, powinny być kluczową kwestią dla praktyków TCM i akupunktury przy podejmowaniu decyzji dotyczących leczenia. Ponieważ choroby są rozumiane jako utrata równowagi między Yin i Yang, jak pokazano na rysunku 1, nie można oczekiwać dobrych wyników bez pozytywnego uwzględnienia Yin i Yang [20, 21].

Najnowsze osiągnięcia w dziedzinie neuronauki rzeczywiście wzbogacają zrozumienie napędu bólu, pokazując, że u jednego pacjenta może występować więcej niż jeden czynnik wywołujący ból. W przypadku pacjentów, którzy zmagają się z bólem, wiele mechanizmów wymaga uwagi świadczeniodawców opieki zdrowotnej.

Ból ostry może być głównie wywoływany przez mechanizmy ośrodkowe, podczas gdy ból uporczywy jest również w dużej mierze wywoływany przez mechanizmy obwodowe. Rozważane są inhibitory cyklooksygenazy (COX)-2, które mogą uwolnić pacjentów od bólu związanego ze stanem zapalnym. Zapalenie, do pewnego stopnia, jest postrzegane jako przeszkoda, która może stopniowo powodować niedobór Qi i krwi z punktu widzenia TCM / akupunktury [42].

Przedstawiono, że długotrwałe lub nawykowe zaburzenia emocjonalne mogą prowadzić do stagnacji Qi wątroby w naczyniach penetrujących i kierujących. Z punktu widzenia Tradycyjnej Medycyny Chińskiej, blokady Qi i Krwi mogą blokować kanał, powodując ból [42]. Na przykład najczęstszy wzorzec (Zheng, |§/Ж) w wątrobie

Klasyfikacja raka to stagnacja Qi i zastój krwi (QSBS) [43].

Ból nowotworowy jest jednym z głównych objawów klinicznych u pacjentów z zaawansowanym rakiem i stanowi wyzwanie dla zachodniej medycyny i praktyków TCM / akupunktury. Jednak powszechne skutki uboczne spowodowane długotrwałym stosowaniem leków przeciwbólowych, takie jak zaparcia, nudności i wymioty, są obecnie często ograniczone tolerancją pacjentów, podczas gdy ból nie jest skutecznie kontrolowany, ponieważ mechanizm bólu nowotworowego jest niezwykle skomplikowany. Statystyki Światowej Organizacji Zdrowia (WHO) pokazują, że odsetek pacjentów z chorobą nowotworową cierpiących z powodu bólu wynosi od 30% do 50%, a odsetek pacjentów w zaawansowanym stadium choroby wynosi od 60% do 90%. W ostatnich latach 51% - 62% pacjentów odczuwa ból w różnym stopniu, a ponad 30% pacjentów na całym świecie ma umiarkowany i silny ból [44].

Podejścia TCM/akupunktury w leczeniu bólu nowotworowego obejmują [44]:

- Wspomaga krążenie krwi i usuwa zastoje krwi,
- Rozprasza zimno i łagodzi ból,

- Regulowanie qi i wywoływanie stagnacji,
- Usuwa flegmę i zmiękcza stwardnienia,
- Rozpraszanie wiatru i pogłębianie zabezpieczeń,
- Wzmocnienie ciała i wzmocnienie niedoboru, oraz
- Uspokaja i koi nerwy

Wszelkiego rodzaju patogenne skutki dla organizmu ostatecznie wpływają na funkcje Qi i krwi, aby ostatecznie spowodować ból. Zarówno TCM, jak i akupunktura utrzymują, że niedobór Qi prowadzi do stagnacji Qi. Później stagnacja Qi może powodować zastój krwi, który jest nie tylko jednym z patologicznych mechanizmów bólu nowotworowego, ale także patologicznym produktem w procesie zmiany nowotworowej [44].

W trakcie rozwoju nowotworu często dochodzi do blokady ciepła i toksyn, dlatego toksyczność ciepła jest uważana za jedną z podstawowych patogenez nowotworów. Jedną z przyczyn gorąca jest stagnacja Qi, zwłaszcza stagnacja Qi wątroby. Patologiczna stagnacja Qi wokół zmiany nowotworowej może wynikać nie tylko z gorączki lub klinicznej gorączki neoplastycznej, ale także zła gorączka może powodować stagnację Qi wątroby.

Toksyczność cieplna lub zło cieplne w TCM / akupunkturze jest jedną z podstawowych patogenez nowotworów. Usuwanie ciepła i detoksykacja to metody powszechnie stosowane w klinice w celu łagodzenia objawów spowodowanych złym ciepłem lub stagnacją toksyn ogniowych.

Objawy nowotworów złośliwych zostały uznane za wynik "akumulacji" w klasycznym Nanjing, w oparciu o ścisły związek między toksycznością ciepła a nowotworami. W leczeniu bólu nowotworowego TCM / akupunktura może mieć na celu wyeliminowanie toksyny obrzęku, usunięcie złego ciepła i leczenie różnych objawów hipertermii guza [45].

W przeciwieństwie do zła ciepła, innym patogenem, który może blokować przepływ Qi i krwi, powodując ból, jest zimno sklasyfikowane jako zło Yin. Jak pokazano w Tabeli 1 i Tabeli 2, Wątroba jest kluczowym narządem Zang, ponieważ reguluje krążenie Qi w narządach Zang-Fu. Z drugiej strony, przytłaczające zło Yin może zatrzymać ciągły i płynny przepływ Qi i Krwi, gdy Yang Qi jest uszkodzona [16].

W miarę upływu czasu zimno może prowadzić do flegmy, która jest patologicznym produktem ludzkiego ciała i przyczyną patologii. Według TCM wiele nowotworów jest spowodowanych koagulacją flegmy działającą na narządy Zang-Fu, powodując nieprawidłowe funkcjonowanie krążenia Qi [16].

Często obserwuje się, że wielu pacjentów z nowotworami wykazuje oznaki stagnacji qi i depresji qi, co wyjaśnia, dlaczego stagnacja qi przyciąga uwagę. Ogólnie rzecz biorąc, stagnacja Qi może powodować zarówno zastój krwi, jak i koagulację flegmy, a ostatecznie stać się nowotworem przez długi czas [44].

Podsumowując, prawidłowe krążenie Qi i krwi świadczy o zdrowym ciele. Stagnacja Qi,

Zastój krwi, koagulacja flegmy i patogeny zimna/ciepła utrudniające krążenie Qi i krwi mogą bezpośrednio lub pośrednio wpływać na fizjologiczne funkcje organizmu i są postrzegane jako mechanizm bólu nowotworowego [44].

Powszechnie przyjmuje się, że teoria endorfin wspiera akupunkturę, która może być stosowana do analgezji [46]. Obecne dowody wskazują, że główną przyczyną bólu spowodowanego przez nowotwory jest obecność substancji bólowych, takich jak PGE2 [44].

Ostatnie artykuły przeglądowe pokazują, że akupunktura może aktywować różne bioaktywne substancje chemiczne poprzez mechanizmy rdzeniowe i nadrdzeniowe, takie jak (i) opioidy na poziomie rdzeniowym i nadrdzeniowym oraz (ii) serotonina i noradrenalina na poziomie rdzeniowym [47-49].

Aby usunąć upał lub stan zapalny w medycynie zachodniej, akupunktura może stymulować uwalnianie katecholamin z nadnerczy, działając na obwodowe receptory dopaminy D1, aby osiągnąć ogólnoustrojowe działanie przeciwzapalne [50], wpływać na oś podwzgórze-przysadka-nadnercza (HPA) w celu obniżenia poziomu cyklooksygenazy-2 (COX-2) i prostaglandyny E2 (PGE2) oraz wzmacniać współczulny układ nerwowy, powodując obwodowe uwalnianie opioidów w celu wywierania działania przeciwzapalnego [47]. Zdefiniowana jako jedna z niefarmakologicznych terapii, która może wzmocnić inne strategie terapeutyczne i jest głównie poświęcona poprawie komfortu i jakości życia pacjenta, akupunktura została wybrana, choć przez długi czas wśród praktyków medycyny zachodniej spierano się, czy akupunktura może być naprawdę skuteczna w łagodzeniu bólu nowotworowego na całym świecie. Patrząc wstecz na teorie TCM / akupunktury, czynniki, które mogą wpływać na skuteczność akupunktury, obejmują wybór akupunktu, styl akupunktury, metodę igłowania, liczbę sesji i czas trwania każdej sesji. Ponadto badania oparte na dowodach naukowych stosują również moduły medycyny konwencjonalnej do akupunktury w celu zbadania skuteczności [51].

Oprócz tradycyjnej akupunktury, badanie dotyczące elektroakupunktury wykazało, że akupunktura była skuteczna w łagodzeniu bólu związanego z rakiem trzustki po trzech zabiegach [52]. Aby zrozumieć skuteczność akupunktury usznej, główny wynik zmniejszenia intensywności bólu mierzonego w skali VAS oceniono po 2 miesiącach, przy czym ocena po 1 miesiącu została przeniesiona na 2 miesiące w przypadku ośmiu pacjentów, którzy przerwali leczenie po 1 miesiącu. Zaobserwowany wynik stanowi wyraźną korzyść z akupunktury usznej dla tych pacjentów z rakiem [53].

Ognista igła, jedna z technik akupunktury, która może być skuteczna w przypadku objawów i chorób związanych z zimnym złem - , jest stosowana w leczeniu 63 pacjentów z rakiem żołądka i okazała się skuteczna w łagodzeniu bólu [54].

Leczenie chirurgiczne jest podstawowym wyborem dla pacjentów z rakiem żołądka, ale większość z nich często cierpi z powodu dysfunkcji przewodu pokarmowego w okresie pooperacyjnym. Zauważono, że większość pooperacyjnych zaburzeń żołądkowo-jelitowych może powodować opóźnione oddawanie gazów i stolca, ból pooperacyjny i wznowienie karmienia doustnego, co skutkuje przedłużonym pooperacyjnym pobytem w szpitalu i zwiększonymi kosztami leczenia [55].

Akupunktura jest coraz częściej stosowana w okresie pooperacyjnym na całym świecie. Kilka RCT dostarczyło odpowiednich dowodów na to, że akupunktura jest skuteczną i stosunkowo bezpieczną metodą leczenia pacjentów z GC w okresie pooperacyjnym [56, 57].

Światowa Organizacja Zdrowia (WHO) zaproponowała drabinę analgetyczną WHO, aby zapewnić odpowiednią ulgę w bólu pacjentom z chorobą nowotworową od 1986 roku [58]. Drabina analgetyczna była częścią rozległego programu zdrowotnego określanego jako WHO Cancer Pain and Palliative Care Program, który miał na celu poprawę strategii leczenia bólu nowotworowego.

Oprócz leczenia bólu nowotworowego, ta ścieżka analgetyczna, opracowana zgodnie z zaleceniami międzynarodowych ekspertów, przeszła kilka modyfikacji na przestrzeni lat i jest obecnie stosowana w leczeniu bólu nowotworowego, ale także ostrych i przewlekłych nienowotworowych stanów bólowych spowodowanych szerszym spektrum chorób, takich jak choroby zwyrodnieniowe, choroby układu mięśniowo-szkieletowego, zaburzenia bólu neuropatycznego i inne rodzaje bólu przewlekłego. Skuteczność tej strategii pozostaje jednak dyskusyjna i nie została jeszcze udowodniona w badaniach na dużą skalę [89]. Niemniej jednak jest ona nadal postrzegana jako proste, paliatywne podejście do zmniejszania zachorowalności związanej z bólem u 70% do 80% pacjentów [60].

Do tej pory drabina analgetyczna WHO była uważana nie tylko za podstawową metodę leczenia bólu przewlekłego, ale także za standard opieki nad pacjentami z chorobą nowotworową na całym świecie ze względu na jej skuteczność w łagodzeniu bólu nowotworowego bez powodowania znaczących skutków ubocznych i może poprawić wyniki leczenia pacjentów, skrócić pobyt w szpitalu i poprawić jakość życia [61].

W badaniu sugeruje się, że akupunktura w połączeniu z trzystopniowymi lekami przeciwbólowymi jest lepsza niż stosowanie tylko trzystopniowych leków przeciwbólowych w leczeniu bólu nowotworowego. Wyniki pokazują, że w porównaniu z samą trzystopniową analgezją, trzystopniowa analgezja w połączeniu z akupunkturą w leczeniu bólu nowotworowego zwiększyła odsetek odpowiedzi na ból, zmniejszyła wynik NRS, zmniejszyła odsetek działań niepożądanych, w tym nudności, wymioty, zaparcia, zawroty głowy, wskaźnik bólu rozrywającego, skróciła czas wystąpienia efektu przeciwbólowego i wydłużyła czas trwania odpowiedzi [62, 63].

Jeśli chodzi o czas, w jakim akupunktura łagodzi ból nowotworowy, stwierdzono, że najlepszą ulgę w bólu dzięki akupunkturze można osiągnąć po pięciu dniach, ale pomimo tego stosunkowo powolnego początku szczytowego efektu, był on następnie utrzymywany przez długi czas [64]. Ogólne sugestie dotyczące obecnych dowodów naukowych wskazują, że akupunktura może być użytecznym dodatkiem do konwencjonalnych strategii leczenia bólu, a do osiągnięcia najlepszego efektu potrzeba więcej niż jednej sesji leczenia [64].

Nie można zaprzeczyć, że coraz więcej najnowszych badań nad akupunkturą opartych na dowodach wskazuje, że akupunktura przy minimalnych skutkach ubocznych może być skuteczną metodą kontroli bólu i objawów, mającą na celu pomoc osobom żyjącym z rakiem (65). Z drugiej strony wykazano również, że akupunktura powinna być postrzegana jako skuteczna dodatkowa i niezawodna terapia w przypadku kilku zaburzeń ze względu na minimalne niekorzystne konsekwencje zdrowotne (66) i ból pooperacyjny (67).

Dowody naukowe pokazują, że akupunktura jest skuteczna nie tylko w łagodzeniu bólu, ale może być również rozważana w okresie pooperacyjnym. Oprócz zwykłej opieki, akupunktura może zmniejszyć ból i nastrój depresyjny wśród pooperacyjnych pacjentów z rakiem w porównaniu z samą zwykłą opieką [68]. Tymczasem elektroakupunktura, przezskórna elektryczna stymulacja akupunktów i tradycyjna akupunktura całego ciała wydają się być obiecującym podejściem do multimodalnej analgezji okołooperacyjnej, ponieważ stwierdzono korzyści, takie jak poprawa analgezji i / lub zmniejszenie zapotrzebowania na środki odurzające, zmniejszenie PONV i krótszy czas do powrotu funkcji jelit [69].

Obecne dowody wskazują, że powszechne typy nowotworów do leczenia akupunkturą bólu nowotworowego obejmują raka piersi, raka płuc, raka żołądka, raka trzustki, raka okrężnicy i szpiczaka mnogiego, co sugeruje, że pacjenci z pooperacyjnym bólem nowotworowym mogą być objęci leczeniem akupunkturą w klinice [70].

4.3 Odczuwanie De Qi

Wymaga to uwagi, ale jest dyskusyjne przy stosowaniu akupunktury jako dodatkowego narzędzia lub głównej metody leczenia bólu nowotworowego, czy De Qi jest kluczem do skutecznego leczenia akupunkturą.

Wrażenie De Qi, uczucie igłowania odczuwane przez pacjentów jako drętwienie, bolesność lub wzdęcie, które jest zwykle generowane przez praktyków akupunktury poprzez manipulowanie igłami akupunkturowymi w celu uzyskania zamierzonego efektu terapeutycznego [51, 71]. Badania donoszą, że "ciężkie" i "zdrętwiałe" są najczęstszymi odczuciami w klinice, a prawdziwa akupunktura może wywołać większe De Qi niż pozorowana akupunktura [72].

Jak dotąd dowody naukowe z badań opartych na dowodach wskazują, że akupunktura jest skuteczna w przypadku wymiotów rozwijających się po operacji lub chemioterapii u dorosłych [73]. Aby określić różnicę między techniką manualną akupunktury a skutecznością elektroakupunktury, wyniki pokazują, że De Qi z akupunktury manualnej nie różni się znacząco od elektroakupunktury; jednak De Qi z pozorowanej akupunktury jest znacznie niższa niż w przypadku akupunktury manualnej lub elektroakupunktury [74, 75].

Głębokość wprowadzania jest również jednym z czynników wpływających na skuteczność leczenia akupunkturą. W jednym z ostatnich badań stwierdzono, że powierzchowna penetracja powoduje wyraźne kłucie i ostre odczucia, w porównaniu z głęboką penetracją, która może powodować wysoki stopień głębokich, tępych, ciężkich, rozprzestrzeniających się i porażających prądem wrażeń [76].

Wyniki badania, w którym porównano stopień bólu i odczucia związane z igłami przed i po akupunkturze, wykazały statystycznie istotne korelacje między efektem przeciwbólowym a dwoma z dziewięciu elementów SASS (bolesność i drętwienie) [74]. Ponadto stopień analgezji akupunkturowej przed i po leczeniu akupunkturą i porównanie go z badanym ASS wskazuje na istnienie istotnych korelacji między efektem przeciwbólowym prawdziwej akupunktury a stopniem odczuwania akupunktury w odniesieniu do pieczenia, intensywności, pulsowania i kłucia.

De Qi odczuwane przez pacjentów podczas leczenia jest kluczem, ponieważ może nie tylko zdobyć zaufanie pacjentów, ale także poprawić skuteczność. Sugeruje to badanie, w którym choroba zwyrodnieniowa stawów była leczona prawdziwymi i pozorowanymi igłami i stwierdzono, że pacjenci, którzy odczuwali De Qi, mogli doświadczyć lepszych wyników leczenia niż ci, którzy tego nie robili [77]. Innymi słowy. Jednak odczucie igły może być znacznie silniejsze tylko w przypadku tradycyjnego igłowania niż pozorowanej akupunktury przy użyciu akupunktu innego niż akupunkturowy [78].

Oprócz kwestii omówionych powyżej, głębokość jest również kwestią, której nie można zignorować. Igły na czterech różnych głębokościach, naskórek, korium, powięź i mięśnie, wyniki wykazały, że istniały różnice na poziomie mięśni [79].

W badaniu badającym odczucia i wiarę pacjentów w akupunkturę, 89% pacjentów zgłosiło, że odczucia igły rozprzestrzeniają się z zastosowanych punktów akupunkturowych, a 82% uznało odczucia igły za wymagany element leczenia akupunkturą. Ponadto 68% pacjentów uważało, że im silniejsze były odczucia związane z igłami, tym lepsze były wyniki leczenia. Ogólnie rzecz biorąc, 81% czuło się komfortowo podczas zabiegów [80].

W ankiecie przeprowadzonej wśród praktyków akupunktury w Chinach i USA, 47 z 86 praktyków zgodziło się, że De Qi było prezentowane z tępym bólem, a ponad połowa zgodziła się, że De Qi było korzystne, ale ostry ból był szkodliwy. Z drugiej strony 73% uważało, że musi istnieć korelacja między De Qi a oczekiwanymi wynikami leczenia [80].

Jeśli chodzi o postawy pacjentów wobec De Qi ze strony praktyków akupunktury, wykazano, że postawy pacjentów wobec De Qi w USA i Chinach przebiegały według różnych wzorców; tylko 2 z 17 praktyków, którzy odpowiedzieli, że pacjenci akceptują De Qi, pochodziło z USA, a pozostali z Chin [80].

4.4 Rytmy okołodobowe

Większość istot żywych, w tym zwierzęta, rośliny i mikroorganizmy, posiada rytm okołodobowy.

Rytmy okołodobowe, zmiany fizyczne, psychiczne i behawioralne, odnoszą się do doświadczeń organizmu w cyklu 24-godzinnym, na które może wpływać światło i ciemność, a czasami mogą również wpływać czynniki takie jak spożycie pokarmu, stres, aktywność fizyczna, środowisko społeczne i temperatura. Każda tkanka i narząd w ludzkim ciele ma swój własny rytm okołodobowy i wspólnie są one dostrojone do dziennego cyklu dnia i nocy. Rytmy okołodobowe mogą nie tylko optymalizować różne procesy fizjologiczne i patofizjologiczne, ale także wpływać na ważne funkcje w ludzkim ciele, takie jak wzorce snu, uwalnianie hormonów, temperatura, apetyt i trawienie itp. [81, 82].

Zegar biologiczny, system regulujący wrodzone poczucie czasu organizmu i kontrolujący rytmy okołodobowe, składa się z białek kodowanych przez tysiące genów, które włączają się i wyłączają w określonej kolejności i są koordynowane przez zegar główny. Zegar główny u ludzi, składający się z dużej grupy komórek nerwowych, znajduje się w mózgu. Ludzki zegar główny tworzy strukturę zwaną jądrem nadskrzyżowaniowym (SCN). Jądro nadskrzyżowaniowe (SCN) kontroluje produkcję hormonu melatoniny w oparciu o ilość światła otrzymywanego przez oczy. Wieczorem zegar główny danej osoby nakazuje mózgowi wytwarzanie większej ilości melatoniny, powodując senność. SCN synchronizuje również rytmy okołodobowe w różnych narządach i tkankach w całym organizmie [81].

Dowody naukowe pokazują, że cykl okołodobowy może determinować wynik tłumaczenia klinicznego, a biologia okołodobowa wpływa na mechanizm choroby i odpowiedź na terapie; co więcej, obecne dowody ujawniły również, że cykl okołodobowy reguluje wiele aspektów angiogenezy jako krytycznego mechanizmu regeneracji po udarze. Wynik wskazuje, że angiogeneza może przywrócić regionalny dopływ krwi i poprawić zdolności poznawcze i behawioralne, a także przyczynić się do funkcjonalnego powrotu do zdrowia po udarze na poziomie molekularnym. Obecnie oczekuje się opracowania nowych strategii leczenia zawału mózgu w oparciu o kompleksowe zrozumienie zegara okołodobowego regulującego angiogenezę po udarze [82, 83].

Dlaczego cykl okołodobowy może determinować wyniki leczenia klinicznego i wpływać na mechanizm choroby i odpowiedź na terapie?

W rzeczywistości nie można pozostać zdrowym tak długo, jak długo nie można spać, trawić i wydalać. Innymi słowy, sen jest najwyższym priorytetem i może odgrywać kluczową rolę dla zdrowia. W badaniach stwierdzono, że melatonina regulująca cykl snu i czuwania oraz wagę była stosowana jako substancja lecznicza w szerokim spektrum chorób w ostatnich dziesięcioleciach; na przykład głównie w zaburzeniach snu i nowotworach i może odgrywać rolę w biologicznej regulacji nastroju, zaburzeniach afektywnych, układzie sercowo-naczyniowym, reprodukcji i starzeniu się. Badania pokazują, że u ludzi wydzielanie melatoniny wzrasta wkrótce po zapadnięciu zmroku, osiąga szczyt w środku nocy, między 2 a 4 rano, a następnie stopniowo spada w drugiej połowie nocy [84].

W przeciwieństwie do tradycyjnej medycyny chińskiej, wyleczenie jest zwykle oceniane poprzez ocenę "wzorca" pacjenta (Zheng, /^^). Jednak obecne zachodnie leczenie medyczne kładzie nacisk głównie na medycynę opartą na dowodach (EBM), a wyleczenie ocenia się poprzez ilościowe statystyczne określenie efektów leczenia (85).

Wzorzec ten jest ściśle powiązany z Yin-Yang lub prezentowany przez cykl dobowy (20). Jak wspomniano powyżej, równowaga Yin-Yang zapewnia ludziom zdrowie i może być wykorzystywana jako narzędzie do określania Zheng i jednocześnie efektów leczenia.

Według Zhenga, pacjentom z zaawansowanym rakiem zwykle brakuje zarówno Yin, jak i Yang.

W tradycyjnej medycynie chińskiej wymagane jest uzupełnienie zarówno Yin, jak i Yang.

Porównanie wyników leczenia dwóch grup wykazało, że pacjenci w grupie otrzymującej uzupełnianie Yang (Qi) w ciągu dnia żyli dłużej niż pacjenci otrzymujący odżywianie Yin (krew) w nocy. Co więcej, pacjenci z grupy uzupełniającej Yang (Qi) w ciągu dnia również radzili sobie znacznie lepiej niż pacjenci leczeni wyłącznie medycyną zachodnią [85].

Patrząc na historię i teorie TCM / akupunktury, cykl dobowy naukowo odpowiada 24-godzinnemu cyklowi Yin-Yang TCM / akupunktury, jak na rysunku 4 [86] oraz doktrynie północy i południa oraz odpływu (Ziwuliuzhu, ^^>ï), jak na rysunku 5 (85).

Oczywiście cyrkulacja dzień-noc wpływa na funkcje organizmu zgodnie z powyższą dyskusją.

Co więcej, przestrzeganie naturalnych zasad zdecydowanie odgrywa kluczową rolę w leczeniu za pomocą TCM i akupunktury, ponieważ ciało może działać z ziemią, w oparciu o teorie TCM i akupunktury.

Rysunek 4 24-godzinny cykl Yin-Yang

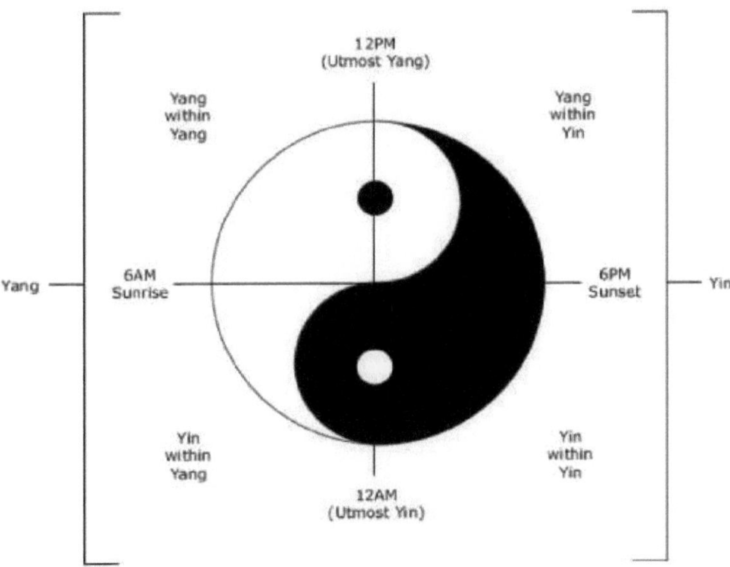

Między godziną 1 a 3 Qi w organizmie przepływa do kanału wątroby. Jedną z funkcji wątroby jest regulacja Qi w czterech innych narządach i zapewnienie płynnego przepływu Qi wokół pięciu Zangów, w oparciu o teorię i wzorce TCM / akupunktury [20].

W tym przypadku pacjentowi zasugerowano, aby położył się spać przed godziną 23:00, ponieważ może to zapewnić mu odzyskanie Yuan Qi (pierwotnej Qi, %Ш) i Yang do walki z rakiem i złagodzenia bólu.

Zgodnie z doktryną Midnight-Noon i ebb-flow, Qi przepływa do kanału Sanjiao (Triple Burner, НЖ) między 21:00 a 23:00, w którym Yuan Qi krąży po całym ciele, aktywując Zeng Qi (True Qi, ЖШ) do walki ze wszystkimi złymi Qi. W Huangdi Neijing (Ж^ Й®) mówi się, że kanał Sanjiao jest odgałęzieniem Yuan Qi, dlatego aktywacja Sanjiao qi jest równoznaczna z aktywacją Yuan Qi [18].

Rysunek 5 Doktryna północy i południa oraz odpływu

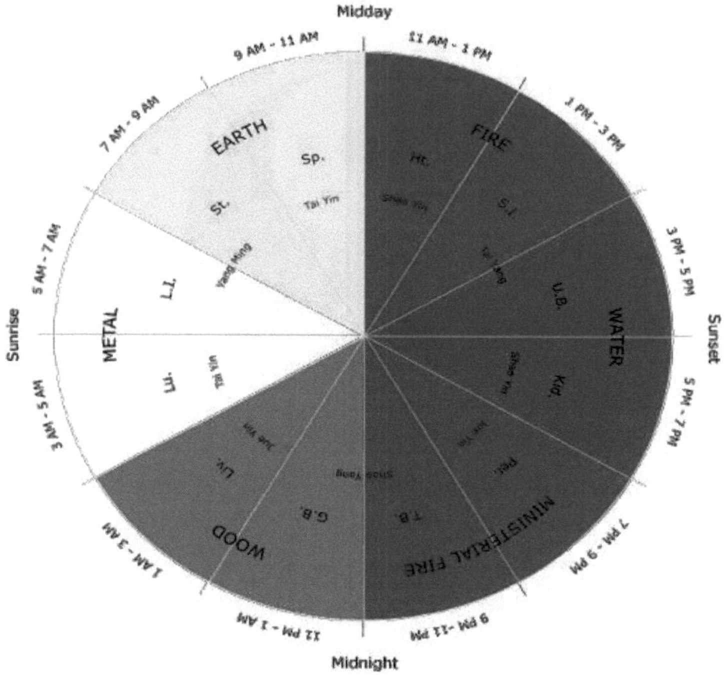

Sanjiao od wieków wzbudza najwięcej kontrowersji, ponieważ jest nieuchwytną koncepcją TCM i akupunktury, choć obecnie jest jednym z sześciu oficjalnych narządów Yang. Literatura pokazuje, czy ten organ jest solidny, czy nie, od dawna jest przedmiotem sporów. Jednak najważniejszym pojęciem tego narządu jest to, że jest on odgałęzieniem Yuan Qi [21].

Ogólnie rzecz biorąc, Sanjiao dzieli się na Górne Jiao kontrolujące "przyjmowanie, ale nie wydalanie", Środkowe Jiao odpowiedzialne za "gnicie i dojrzewanie żywności i napojów, i wreszcie Dolne Jiao ma "wydalać, ale nie przyjmować", koordynując narządy [21].

Zostało to omówione w ósmym rozdziale tomu Proste pytania Huangdi Neijing (й^ Й^), że Sanjiao jest odpowiedzialny za nawadnianie i kontrolowanie przepływu wody.

Ponieważ jest klasyfikowany jako narząd Fu, transportuje żywność i napoje w celu odżywienia organizmu, współpracuje z trawieniem śledziony i żołądka, wydala odpady [18].

Sanjiao jest interpretowane w Classic of Difficulties jako zbiór funkcji.

Pierwotna Qi znajduje się między nerkami i rozprzestrzenia się do pięciu narządów Yin i sześciu narządów Yang poprzez Snajiao; dlatego uważa się, że Sanjiao jest odgałęzieniem pierwotnej Qi. W oparciu o związek z nerkami, pierwotna Qi może aktywować wszystkie fizjologiczne funkcje organizmu, dostarczając ciepło/energię do ogrzania procesu trawienia [21].

Zarówno narządy śledziony, jak i żołądka w TCM / akupunkturze są klasyfikowane jako Ziemia, która może nie tylko ogólnie wpływać na inne narządy, ale także generować Yuan Qi.

Poranny głód jest objawem metabolizmu, który można zaobserwować u niemowląt. Jednak osoby chore nie mogą odczuwać głodu, ponieważ organizm działa nieprawidłowo.

Pacjent wstał o 6 rano, co jest obiektywnym sygnałem, że jego ciało może znów normalnie funkcjonować.

4.5 Uziemienie

Ciało ludzkie ewoluuje, żyjąc w bezpośrednim elektrycznie uziemionym kontakcie (uziemienie) z ziemią [87]. W międzyczasie pojawiające się dowody naukowe ujawniły zaskakująco pozytywny i pomijany czynnik środowiskowy wpływający na zdrowie [88].

Wyniki badania uziemienia uzyskane na punktach Jing-Well przy użyciu metody SSVP (Single Square Voltage Pulse) przedstawiają system biofeedback. Uziemienie ciała może powodować zmniejszenie napięcia (rozluźnienie) narządów wewnętrznych i stanów zapalnych, pokazując, że ciało wykorzystuje kontakt z ziemią przez stopy, rozwijając system dystrybucji elektronów przez meridian nerki w punkcie K11 [87].

Zgodnie z wynikami badania, w którym stwierdzono, że uziemieni badani doświadczyli zmniejszenia stresu i normalizacji funkcjonowania auronomicznego układu nerwowego po uziemieniu [89].

Zaobserwowano również spójne korzystne efekty uziemienia w dziedzinach wysoce istotnych dla leczenia bólu. Wskazano na poprawę biomarkerów stanu zapalnego, lepkości krwi i zmienności rytmu serca (HRV), co sugeruje, że uziemienie (uziemienie) jest korzystne dla poprawy jakości życia [90].

Uziemienie odgrywa obecnie kluczową rolę dla zdrowia. Pojawiające się badania naukowe ujawniły, że bezpośredni fizyczny kontakt z ogromnym zapasem elektronów na powierzchni Ziemi przyczynia się do zdrowia.

Coraz więcej badań sugeruje, że to rozłączenie może być głównym czynnikiem przyczyniającym się do zaburzeń fizjologicznych i złego samopoczucia [91], ale współczesny styl życia niestety oddziela ludzi od kontaktu z Ziemią.

W pilotażowym 8-tygodniowym badaniu subiektywnych objawów dysfunkcji snu, bólu i stresu stwierdzono, że większość uczestników z wysokim lub poza zakresem nocnego poziomu wydzielania kortyzolu doświadczyła poprawy dzięki uziemieniu snu. Ponadto 11 z 12 uczestników zgłosiło, że mogli zasnąć szybciej niż wcześniej, a wszyscy z 12 zgłosili, że budzili się mniej razy w nocy. Badania te sugerują, że uziemienie ciała w nocy podczas snu ma również pozytywny wpływ na poranny poziom zmęczenia, energię w ciągu dnia i poziom bólu w nocy [92].

Coraz więcej dowodów naukowych pokazuje, że uziemienie może działać jako prosta i łatwo dostępna globalna modalność o istotnym znaczeniu klinicznym. Ponowne połączenie z elektronami Ziemi może promować intrygujące zmiany fizjologiczne i subiektywne doniesienia o dobrym samopoczuciu, takie jak lepszy sen, stres i zmniejszenie bólu, w tym bólu przewlekłego. Sugeruje się, że chodzenie boso na zewnątrz lub siedzenie, praca lub spanie w pomieszczeniach połączone z systemami przewodzącymi, które przenoszą elektrony Ziemi z ziemi do ciała [92].

Teoria pięciu elementów w TCM / akupunkturze powstała z obserwacji elementów w przyrodzie i wraz z teorią Yin-Yang stanowi podstawę teorii medycznej TCM / akupunktury [18].

Pięć żywiołów to Drewno, Ogień, Ziemia, Metal i Woda. Teoria ta nie jest tylko prezentacją podstawowych składników Natury, ale także pięciu podstawowych procesów i możliwości zmiany zjawisk [21].

Ziemia w TCM/akupunkturze odpowiada śledzionie i żołądkowi. Jak wspomniano powyżej, ci, którzy są chorzy, nie czują się głodni rano, gdy ziemia działa nieprawidłowo, co wskazuje, że zarówno śledziona (organ Yin), jak i żołądek (organ Yang) są chore.

Śledziona jest centralnym organem w produkcji Qi i nazywana jest "Fundamentem egzystencji poporodowej". Narząd ten może wydobywać Qi pokarmu (Gu Qi), podstawę do tworzenia Qi i krwi, z żywności i płynów i transportować je do żołądka [21].

W przeciwieństwie do śledziony, nerki są postrzegane jako "istnienie prenatalne", współpracujące ze śledzioną w celu kontrolowania wody w organizmie.

Opierając się na koncepcji, że Ziemia podbija Wodę, po wystąpieniu braku równowagi wodnej w organizmie pojawia się wilgoć i flegma. Innymi słowy, zjawisko to oznacza upośledzenie transformacji i transportu płynów oraz ich gromadzenie się [21].

Równowaga płynów i elektrolitów jest jedną z kluczowych kwestii w utrzymaniu homeostazy w organizmie w celu ochrony funkcji komórkowych. Ponieważ brak równowagi elektrolitowej jest przyczyną wielu schorzeń, a nerki są głównym narządem odpowiedzialnym za zatrzymywanie i wydalanie elektrolitów i płynów u zdrowych osób, ochrona nerek staje się pilna u pacjentów z rakiem [93].

Z punktu widzenia TCM / akupunktury, równowaga śledziony i nerek odgrywa kluczową rolę w równowadze elektrolitowej, aby poradzić sobie ze zmęczeniem, jednym z typowych objawów braku równowagi elektrolitowej [94].

Rysunek 6 Związek śledziony z narządami

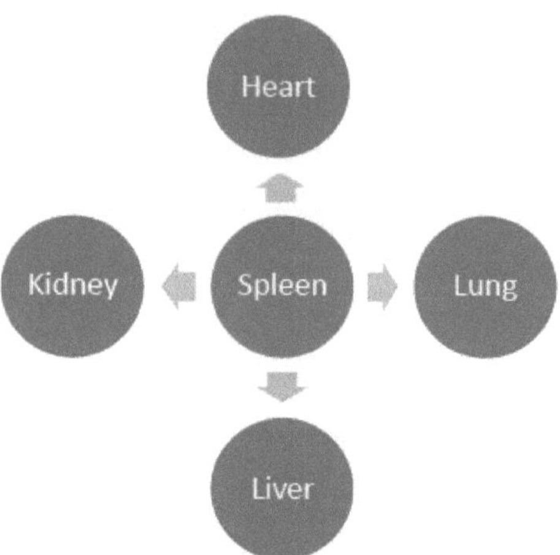

Aby pomóc pacjentom chorym na raka odzyskać energię, należy rozważyć, jak chronić funkcje śledziony i nerek, ponieważ równowaga śledziony i nerek może wpływać na inne narządy, osłabiając trawienie, powodując zmęczenie, ból, niedożywienie, obniżony nastrój i zmęczenie [18,21,95-96].

ROZDZIAŁ 5

Wprowadzenie do tego nowatorskiego protokołu akupunkturowego

TCM i akupunktura są obecnie postrzegane przez zachodnich lekarzy na całym świecie raczej jako filozofia niż medycyna, co całkowicie różni się od sytuacji, w której TCM i akupunktura są medycyną w krajach azjatyckich, takich jak Chiny, Tajwan, Korea, Singapur i Japonia.

Od wieków natura jest zwierciadłem rozwoju teorii TCM/akupunktury.

Najbardziej podstawowe cztery koncepcje w TCM / akupunkturze to Yin, Yang, Qi i Blood, które można postrzegać jako cztery filary zarówno pod względem diagnozy, jak i leczenia, jak pokazano na rysunku 2.

Jeśli chodzi o patologię kliniczną, teoria Yin-Yang może oceniać objawy kliniczne. Kiedy Yin i Yang są w równowadze dynamicznej i harmonijnie powiązane, nie będzie żadnych objawów; jednak Yin i Yang są oddzielone, gdy nie są w równowadze.

Ważne jest, aby zauważyć, że "Qi w rozproszeniu jest substancją, podobnie jak w kondensacji", co wyjaśnia, że ludzkie życie jest niczym innym jak kondensacją Qi, a śmierć jest prezentacją rozproszenia Qi [21].

Jak pokazano na rysunku, Yin i Yang obejmują Qi i Krew. W oparciu o koncepcje TCM / akupunktury, niewidzialna Qi generuje widzialną Krew, a Krew jest matką Qi, co wskazuje, że zarówno Qi, jak i Krew są współzależne.

Do pewnego stopnia, Krew w TCM / akupunkturze różni się od tej w medycynie zachodniej. Krew, jak przedstawiono powyżej, jest formą Qi. Oprócz Qi pokarmowej, która jest jednym ze źródeł krwi, krew jest również przekształcana z esencji zarządzanej przez nerki [21].

Należy zauważyć, że obecna wiedza medycyny zachodniej, taka jak oś jelito-mózg, odporność na wyrostek robaczkowy, medycyna precyzyjna i przerzuty raka płuc do mózgu, może pasować do teorii TCM / akupunktury.

Na przykład przerzuty do mózgu [BM] mogą generalnie powodować objawy neuropsychiatryczne jako pierwszy objaw u pacjentów z rakiem płuc [97]. Ponadto, w praktyce klinicznej bardzo często u około 16 do 20 procent pacjentów z rakiem płuca rozwijają się przerzuty do mózgu, które różnią się w zależności od typu raka płuca, w odniesieniu do konkretnego rodzaju nowotworu [97].

biomarkerów występujących w komórkach nowotworowych [98]. Ponadto, rak płuc stanowi

Około 50% wszystkich przerzutów do mózgu jest bardzo trudnych do leczenia [99].

Do tej pory dowody wskazują, że niedrobnokomórkowy rak płuca często daje przerzuty do kości, mózgu, płuc i wątroby, co skutkuje złymi rokowaniami dla pacjentów z rakiem płuca. Dlatego też kluczowe znaczenie ma odkrycie mechanizmów leżących u podstaw przerzutów w celu poprawy strategii terapeutycznych i przeżycia pacjentów [100].

Przedstawiono, że odłączenie komórek od guza pierwotnego, inwazja otaczającego zrębu i błony podstawnej, intrawaskularyzacja komórek nowotworowych, wynaczynienie i przełamanie bariery krew-mózg (BBB), a następnie inwazja i kolonizacja ośrodkowego układu nerwowego [CNS] są głównymi etapami przerzutów do mózgu [101]. Następnie wysiew krążących komórek nowotworowych (CTC) do mikrokrążenia mózgowego skutkuje BM. Komórki nowotworowe wchodzą następnie w interakcję ze śródbłonkiem mózgu, zwiększając adhezję komórek nowotworowych i promując zatrzymanie krążenia. Po uwięzieniu komórki nowotworowe rozpoczynają proces przekraczania BBB, co jest kluczowym krokiem w rozprzestrzenianiu się guza do mózgu. [102].

W oparciu o teorię Pięciu Elementów, jedną z funkcji Serca związaną z BM jest to, że Serce odpowiadające Ogniowi w Pięciu Elementach przechowuje Shen, często rozumiane jako Duch lub Umysł.

Ponadto Serce mieści Ducha/Umysł, który znajduje się w mózgu. Z drugiej strony płuca odpowiadają metalowi i współpracują z sercem, kontrolując kanały i naczynia krwionośne [21].

Dopóki obserwujemy naturę, ogień topi metal. Cykl Pięciu Elementów wskazuje, że Serce kontroluje Płuca; jednak ta relacja okazuje się być taka, że Metal obraża Ogień rakiem.

Tak samo jest z tym cyklem, że oś jelito-mózg może być rozumiana poprzez serce-jelito cienkie, relację zewnętrzno-wewnętrzną.

Innymi słowy, wszystkie problemy zdrowotne można wyjaśnić za pomocą teorii TCM / akupunktury.

Oprócz narządów, kanały obejmują całe ciało odpowiedzialne za komunikację i dystrybucję energii w ciele, łącząc wewnętrzne narządy Zang-Fu z różnymi tkankami powierzchownych obszarów ciała. Tą drogą kanały umożliwiają wewnętrzną adaptację do zmian zewnętrznych. Kiedy patogeny przenikają do organizmu z zewnątrz, zwykle penetrują kanały powierzchniowe, następnie kanały główne, a na końcu narządy Zang-Fu [21].

Łącznie dostępne są 72 kanały o znaczeniu terapeutycznym:

- 12 kanałów podstawowych
- 12 Kanały ścięgnisto-mięśniowe
- 12 Naczynia poprzeczne Lo
- 12 Wzdłużne zbiorniki Lo
- 12 odrębnych (rozbieżnych) kanałów
- 8 dodatkowych (rodowych) naczyń
- 3 Dodatkowe podłużne zbiorniki Lo
- 1 Kanał Huato

W patologii TCM / akupunktury każda część ciała związana z danym narządem wewnętrznym może być dotknięta brakiem równowagi w tym narządzie za pośrednictwem głównego kanału. W praktyce klinicznej najważniejszymi i podstawowymi rolami dla krążenia Qi i dla większości zastosowań terapeutycznych jest dwanaście kanałów podstawowych [21].

5.1 Kanały Yin-yang

Kanały podstawowe są podzielone na dwie grupy, zgodnie z ich biegunowością Yin i Yang. Dlatego też istnieje sześć kanałów Yin i sześć kanałów Yang. W oparciu o główną lokalizację kanału i jego punkt końcowy, sześć kanałów znajduje się w górnej części ciała i zaczyna się lub kończy na palcach. Pozostałe sześć kanałów znajduje się w dolnej części ciała i kończy się lub zaczyna na palcach [103].

W protokole tym uwzględniono punkty akupunkturowe na sześciu kanałach Yin i sześciu kanałach Yang.

5.2 Sklasyfikowane punkty akupunkturowe

Pod względem umiejętności przepisywania akupunktury, Yuan (^ , Źródło) akupunkturę-Luo (,^

Łączenie) jest brane pod uwagę w tym trzyminutowym protokole.

Punkty akupunkturowe źródła Yuan w kategorii punktów akupunkturowych Pięciu Shu to miejsca, w których gromadzi się pierwotna Qi ciała, a każdy z 12 kanałów ma punkt akupunkturowy źródła Yuan. Wskazują one na naturę Yin w ciele, a punkty Yin Yuan mogą być używane do tonizowania 5 narządów Yin, takich jak serce, płuca, śledziona, nerki i wątroba; jednak punkty Yang Yuan nie są używane do tonizowania narządów yang, ale do wydalania czynników chorobotwórczych i / lub uwalniania nadmiaru wzorców. W literaturze klinicznej wykazano, że zmiany patologiczne narządów Zang-Fu często objawiają się w dwunastu punktach Yuan (źródłowych) [104].

Punkty łączące Luo to miejsca, w których oddzielny kanał oddziela się od głównego przepływu, aby połączyć się ze sparowanym meridianem Yin/Yang, co może być wykorzystane do diagnozowania i leczenia problemów z kanałami w oparciu o pełnię (ból, ciepło) lub pustkę (sztywność, osłabienie) [104].

W szczególności sześć punktów akupunkturowych Yuan Source na kanałach Yang zostało wybranych do współpracy z sześcioma punktami akupunkturowymi Luo Connetcting na kanałach Ying w tym protokole akupunkturowym.

W przypadku pacjentów chorych na raka protokół ten może reaktywować dwanaście kanałów w tym samym czasie, przywracając równowagę Yin i Yang w celu odzyskania Qi i krwi.

5.3 Umiejętności manipulacji

5.3.1 Działania

Działanie tego protokołu może wzmocnić Yang poprzez igłowanie punktów akupunkturowych Luo na kanałach Yang, aby odżywić Yin poprzez szturchanie punktów akupunkturowych Luo na kanałach Yin.

5.3.2 Wskazania

Wskazania do stosowania tego protokołu mogą obejmować nie tylko kwestie bólowe, ale także choroby związane z brakiem równowagi Y-in-Yang, takie jak miesiączka.

Podczas manipulacji akupunkturzysta musi wbić się zarówno w źródło Yuan na kanale Yin, jak i w akupunkty łączące Luo na kanale Yang , a następnie natychmiast wyjść bez zatrzymywania, zgodnie z cyklem Horary, aby rozpocząć kanał Lung i zakończyć w akupunkcie Luo na kanale Jue Yin.

Wnioski

Pacjenci z chorobą nowotworową mają na ogół bardziej skomplikowany stan zdrowia i są bardziej narażeni na wystąpienie działań niepożądanych związanych z metodami leczenia, dlatego kwestie bezpieczeństwa dotyczące praktyki akupunktury onkologicznej stają się niezbędne.

Coraz więcej uwagi poświęca się medycynie komplementarnej i alternatywnej, takiej jak akupunktura, która jest dobrze ugruntowaną techniką w dziedzinie onkologii. Ponadto wiele badań wykazało korzyści akupunktury dla wielu objawów związanych z rakiem, o których mowa powyżej.

Oczekuje się, że ten protokół akupunkturowy zaoszczędzi pacjentom chorym na raka dużo pieniędzy, czasu i pomoże im zachować energię, ponieważ doświadczenie kliniczne pokazuje, że jego skuteczność w tym badaniu okaże się lepsza niż leki przeciwbólowe, inne sparowane akupunkty lub recepty na akupunkty.

Ból nowotworowy jest jednym z problemów w leczeniu raka. Ponieważ dowody naukowe pokazują, że akupunktura może być jedną z metod poprawy jakości życia pacjentów, akupunktura powinna być brana pod uwagę w klinice.

Całkowicie odmienny od ogólnych zaleceń akupunktury opartych na wzorcu pacjenta, protokół ten może być postrzegany jako standardowy protokół do użytku klinicznego, ponieważ udowodniono, że jest skuteczny zgodnie z oczekiwaniami.

Niestety, większość obecnych badań opartych na dowodach ignoruje wzór, podążając za teoriami medycyny zachodniej.

Aby ocenić skuteczność akupunktury w leczeniu bólu nowotworowego, należy zauważyć, że projekt badania w odniesieniu do wielkości próby, badanej populacji, jakości metodologicznej, czasu trwania leczenia, metody podawania i zastosowanych miar wyników nie jest jednolity i nie wyciągnięto jednoznacznych wniosków.

Innymi słowy, te badania oparte na dowodach bez trzymania się wzorca zasługują na uwagę, ponieważ całkowicie naruszają teorie TCM / akupunktury.

W końcu Wzorzec powinien być kluczem do badań nad akupunkturą; dlatego to, czy te badania nie oparte na Wzorcu mogą naprawdę udowodnić skuteczność akupunktury, pozostaje przedmiotem dalszej dyskusji.

Referencje

1. Ból nowotworowy (PDQ®) - wersja dla pacjentów. NATIONAL CANCERN CENTER.

Źródło: https://www.cancer.gov/about-cancer/treatment/side- effects/pain/pain-pdq

2. Leczenie bólu. Amerykańskie Towarzystwo Anestezjologów. Retrieved at: https://www.asahq.org/madeforthismoment/pain-management/

3. Swarm RA, Paice JA, Anghelescu DL, et al. Adult Cancer Pain, Version 3.2019, NCCN Clinical Practice Guidelines in Oncology. J Natl Compr Canc Netw. 2019 Aug 1; 17 (8): 977-1007. Adult Cancer Pain, wersja 3.2019, wytyczne NCCN dotyczące praktyki klinicznej w onkologii.

4. He Y, Guo X, May BH, et al. Dowody kliniczne na związek akupunktury i akupresury z poprawą bólu nowotworowego: przegląd systematyczny i metaanaliza. JAMA Oncol. 2020;6 (2):271-278.

5. Jonathan Wilkinson J, Faleiro R (2007) Akupunktura w leczeniu bólu. Continuing Education in Anaesthesia Critical Care & Pain 7(4): 135-138.

6. Vickers AJ, Vertosick EA, Lewith G, MacPherson H, Foster NE, et al. (2017) Acupuncture for Chronic Pain: Update of an Individual Patient Data MetaAnalysis. The Journal of Pain 19(5): 455-474.

7. Finan PH, Goodin BR, Smith MT (2013) Związek snu i bólu: aktualizacja i droga naprzód. J Pain 14 (12): 1539-1552.

8. Balk J, Day R, Rosenzweig M, Beriwal S. Pilotażowe, randomizowane, zmodyfikowane, podwójnie zaślepione, kontrolowane placebo badanie akupunktury na zmęczenie związane z rakiem. J Soc Integr Oncol. 2009 Winter;7(1):4-11. PMID: 19476729.

9. Miller KR, Patel JN, Symanowski JT, Edelen CA, Walsh D. Akupunktura w leczeniu bólu nowotworowego i objawów w klinice medycyny paliatywnej. American Journal of Hospice and Palliative Medicine®. 2019;36(4):326-332. doi:10.1177/1049909118804464

10. Zhu YJ, Zhang HB, et al. Yin-Cold lub Yang-Heat Syndrome Type of

Traditional Chinese Medicine Was Associated with the Epidermal Growth Factor Receptor Gene Status in Non-Small Cell Lung Cancer Patients: Confirmation of a TCM Concept. Evid Based Complement Alternat Med. 2017;2017:7063859. doi: 10.1155/2017/7063859. Epub 2017 Jan 22. PMID: 28203260; PMCID: PMC5292165.

11. Ling Y. Tradycyjna medycyna chińska w leczeniu objawów u pacjentów z zaawansowaną chorobą nowotworową. Ann Palliat Med 2013;2(3):141-152. doi: 10.3978/j.issn.2224-5820.2013.04.05

12. Siegel RL, Miller KD, Fuchs HE, Jemal A. Statystyki dotyczące nowotworów, 2022. CA Cancer J Clin. 2022 Jan;72(1):7-33. doi: 10.3322/caac.21708. Epub 2022 Jan 12. PMID: 35020204.

13. Bennett M, Paice JA, Wallace M. Pain and Opioids in Cancer Care: Benefits, Risks, and Alternatives. Am Soc Clin Oncol Educ Book. 2017;37:705-713. doi: 10.1200/EDBK_180469. PMID: 28561731.

14. Siegel RL, Miller KD, Fuchs HE, Jemal A. Statystyki dotyczące nowotworów, 2022. CA Cancer J Clin. 2022 Jan;72(1):7-33. doi: 10.3322/caac.21708. Epub 2022 Jan 12. PMID: 35020204.

15. Fan AY, Wang DD, Ouyang H, et al. Cena akupunktury w czterdziestu jeden regionach metropolitalnych w Stanach Zjednoczonych: Analiza kosztów bieżących na podstawie OkCopay.com. J Integr Med. 2019 Sep;17(5):315-320. doi: 10.1016/j.joim.2019.06.003. Epub 2019 Jun 28. PMID: 31281066.

16. Hong TZ. Poprawa snu dzięki unikalnemu i nowo opracowanemu protokołowi akupunktury w walce z bólem nowotworowym. Am J Biomed Sci & Res. 2019-3(1). AJBSR.MS.ID.000624. DOI: 10.34297/AJBSR.2019.03.000624

17. Hong TZ. Leczenie bezsenności za pomocą akupunktów związanych z Shen. Biomed J Sci & Tech Res 24(2)-2020. BJSTR. MS. ID.004037.

18. Hong TZ. Przestrogi dotyczące nauki tradycyjnej medycyny chińskiej i akupunktury. Advancements Bioequiv Availab. 2(2). ABB.000533.2018.

19. Hong TZ. Model decyzyjny zaproponowany w zastosowaniu akupunktów

Extra/A-shi z tradycyjnymi akupunktami. Advancements Bioequiv Availab. 2(2).
ABB.000531.2018.
20. Hong TZ. (2017). Odkrywanie nowego dodatkowego punktu dla podostrego kaszlu: A Case Report. Scholar's Press, Niemcy.
21. Maciocia G. (1989). Podstawy medycyny chińskiej. Library of Congress Cataloging in Publication Data. NY.
22. Hong, Tong Zheng. Stagnacja Qi wątroby na podstawie wglądu w działanie Radix Bupleuri pieczonego w occie. *Advancements in Bioequivalence & Bioavailability*, 2019, 2: 168-171.
23. Hong TZ. Wyzwania w nauce i zrozumieniu tradycyjnej medycyny chińskiej i akupunktury. Open Acc J Comp & Alt Med 1(1)- 2018. OAJCAM.MS.ID.000103.
24. Zhao L., Wang T., Jian D., Chen A. & Li G. (2018). Wzorzec dysharmonii wątroba-żołądek: Podstawy teoretyczne, identyfikacja i leczenie. Journal of Traditional Chinese Medical Sciences. 5. 10.1016/j.jtcms.2018.01.001.
25. Seki K, Chisaka M, Eriguchi M, et al. An attempt to integrate Western and Chinese medicine: rationale for applying Chinese medicine as chronotherapy against cancer, Biomed Pharmacother, 2005, vol. 59 Suppl 1 (pg. S132-S140).
26. Światowa Organizacja Zdrowia, WHO International Standard Terminologies on Traditional Medicine in the Western Pacific Region, Światowa Organizacja Zdrowia, Region Zachodniego Pacyfiku, 2007.
27. Li J, Bi L, Xia K, Gao K., Chen J, Guo S, Wang T, Ma X, Wang W, Zhao H, Li Y, Wang W. (2016). Biologiczne podstawy "depresji ze stagnacją wątroby-qi i zespołem niedoboru śledziony": Badanie cyfrowego profilowania ekspresji genów. Journal of Traditional Chinese Medical Sciences. 2.
10.1016/j.jtcms.2016.02.006.
28. Deadman P, Al-Khafaji M, & Baker K. Podręcznik AKUPUNKTURY.
Anglia, Journal of Chinese Medicine Publications. 2012.
29. So R, Wong HS, Ko KM. (2015). Podejście tradycyjnej medycyny chińskiej

w leczeniu depresji poprzez promowanie krążenia Qi wątroby: A Western Medicine Perspective. Chinese Medicine. 06. 187-195. 10.4236/cm.2015.64021.

30. Abo T, Kawamura T. Immunomodulacja przez autonomiczny układ nerwowy: podejście terapeutyczne do raka, chorób kolagenowych i chorób zapalnych jelit. Ther Apheresis. 2002; 6 (5):348.

31. Kawamura T, Toyabe S, Moroda T, Iiai T, Takahashi I, Iwanaga H, et al. Granulocytoza noworodków jest zdarzeniem poporodowym, które jest widoczne zarówno w wątrobie, jak i we krwi. Hepatology. 1997; 26: 1567-72.

32. Toyabe S, liai T, Fukuda M, Kawamura T, Suzuki S, Uchiyama M, et al. Identyfikacja nikotynowych receptorów acetylocholiny na limfocytach na obwodzie oraz w grasicy u myszy. Immunology. 1997; 92: 201-5.

33. Zhao L, Wang T, Jian D. Chen A, Li G. (2018). Wzorzec dysharmonii wątroba-żołądek: Podstawy teoretyczne, identyfikacja i leczenie. Journal of Traditional Chinese Medical Sciences. 5. 10.1016/j.jtcms.2018.01.001.

34. Zhong, L.L.D., Shi, N., Dai, L. et al. Chin. J. Integr. Med. (2017) 23: 793. https://doi.org/10.1007/s11655-016-2586-y.

35. Zhao, Lihong & Tianfang, Wang & Dong, Jian & Chen, Angus & Li, Guanying. (2018). Wzorzec dysharmonii wątroba-żołądek: Podstawy teoretyczne, identyfikacja i leczenie. Journal of Traditional Chinese Medical Sciences. 5. 10.1016/j.jtcms.2018.01.001.

36. Loong, Tan Han, Ngiu Chai Soon, Nik Ritza Kosai Nik Mahmud, Jeevinesh Naidu, Rafiz Abdul Rani, Nazefah Abdul Hamid, Marjanu Hikmah Elias, Isa Mohamed Rose, Azmi Mohd Tamil, Norfilza Mohd Mokhtar i Raja Affendi Raja Ali. "Pepsynogen i gastryna-17 w surowicy jako potencjalne biomarkery zmian przednowotworowych w trzonie żołądka". Biomedical Reports 75 (2017): 460468.

37. Hong TZ. (2017) Akupresura lub akupunktura w Sanyinjiao (SP6) w przypadku pierwotnego bolesnego miesiączkowania. J Network Med Target Ther 1(1): dx.doi.org/10.16966/jnmtt.103

38. Chu, Q. & Gong, C., Acupuncture for Dysmenorrhea, INTERNATIOAL JOURNAL OF CLINICAL ACUPUNCTURE, 2014, Vol. 23, No. 2, pp. 6773. McPHEE, S.J. & PAPADAKIS, M.A., 2012 current Medical Diagnosis & Treatment, N.Y., Mc Graw Hill.

39. Sun, P. Leczenie bólu chińskimi ziołami i akupunkturą. 2011. CHURCHILL LIVINGSTONE, NY.

40. Zhu, B. & Wang, H. Podstawowe teorie tradycyjnej medycyny chińskiej. 2010. PEOPLE'S MILITARY MEDICAL PRESS. PA.

41. Mai, S. Jakie są kluczowe różnice między T.C.M. a medycyną zachodnią? http://www.china-acupuncture.net/compare.html

42. Hong, TZ. Dokładne spojrzenie na zastosowanie akupunktu opartego na Yin-Yang
par. *Advancements in Bioequivalence & Bioavailability,* 2019, 2.

43. Guan, Y., & He, Q. (2014). Rak wątroby: Klasyfikacja Zheng stagnacji Qi i zastoju krwi. *Pharmacology & Pharmacy*, *2014*.

44. Zhuang, J., Ma, X. R., & Wang, X. (2018). Przemyślenia na temat leczenia bólu nowotworowego pod kierunkiem tradycyjnej medycyny chińskiej. *TMR Theory and Hypothesis*, *1* (3), 83-88.

45. Chen Y. Podstawy leczenia nowotworów metodą TCM. Shanghai, Shanghai Science
and Technology Press 2007 : 74-77.

46. Han JS. Akupunktura: uwalnianie neuropeptydów wytwarzane przez stymulację elektryczną o różnych częstotliwościach. Trends Neurosci. 2003;26:17-22.

47. Zhang R, Lao L, Ren K, Berman BM. Mechanizmy działania elektroakupunktury akupunkturowej na uporczywy ból. Anesthesiology. 2014;120:482-503.

48. Chang FC, Tsai HY, Yu MC, Yi PL, Lin JG. Centralny układ serotoninergiczny pośredniczy w przeciwbólowym działaniu elektroakupunktury na punkty akupunkturowe ZUSANLI (ST36). J Biomed Sci.

2004;11:179-185.
49. Kim SK, Park JH, Bae SJ, Kim JH, Hwang BG, Min BI, Park DS, Na HS. Wpływ elektroakupunktury na zimną allodynię w szczurzym modelu bólu neuropatycznego: pośrednictwo przez rdzeniowe receptory adrenergiczne i serotoninergiczne. Exp Neurol. 2005;195:430-436.
50. Torres-Rosas R, Yehia G, Pena G, Mishra P, del Rocio Thompson-Bonilla M,
Moreno-Eutimio MA, Arriaga-Pizano LA, Isibasi A, Ulloa L. Dopamina pośredniczy w modulacji błędnej układu odpornościowego przez elektroakupunkturę. Nat Med. 2014;20:291-295.
51. Hu, Caiqiong, et al. Akupunktura w leczeniu bólu w chorobie nowotworowej: A
przegląd systematyczny i metaanaliza. Evidence-Based Complementary and Alternative Medicine, 2016, 2016.1: 1720239.
52. Chen, Hao, et al. Leczenie elektroakupunkturą bólu związanego z rakiem trzustki: a
randomizowane badanie kontrolowane. Pancreatology, 2013, 13.6: 594-597.
53. Alimi, David, et al. Działanie przeciwbólowe akupunktury usznej w leczeniu bólu nowotworowego:
randomizowane, zaślepione, kontrolowane badanie. Journal of clinical oncology, 2003, 21.22: 4120-4126.
54. Mi, J. P., Deng, T. W., & Zhou, D. J. (2010). Obserwacja kliniczna pożaru akupunktura i trzystopniowa drabina przeciwbólowa w leczeniu raka żołądka. *Liaoning Journal of Traditional Chinese Medicine*, *10*, 2018-2019.
55. Zhang, Bo, et al. Bezigłowa przezskórna akupresura elektryczna: badanie pilotażowe oceniające poprawę rekonwalescencji pooperacyjnej. Oficjalne czasopismo American College of Gastroenterology| ACG, 2018, 113.7: 1026-1035.
56. Lin, Dezhi, et al. Akupunktura w leczeniu pooperacyjnych zaburzeń żołądkowo-jelitowych w chorobie nowotworowej: przegląd systematyczny i

metaanaliza. *Frontiers in Oncology*, 2023, 13: 1184228.

57. Zhou, Xuancheng, et al. Skuteczność terapeutyczna stymulacji punktów akupunkturowych w leczeniu bólu związanego z rakiem żołądka: przegląd systematyczny i metaanaliza. *Frontiers in Neurology*, 2024, 15: 1334657.

58. Ventafridda V, Saita L, Ripamonti C, De Conno F. Wytyczne WHO dotyczące stosowania leków przeciwbólowych w bólu nowotworowym. Int J Tissue React. 1985;7(1):93-6.

59. Jadad AR, Browman GP. Drabina analgetyczna WHO dla bólu nowotworowego
zarządzanie. Podniesienie jakości oceny. JAMA. 1995 Dec 20;274(23):1870-3.

60. Orhan ME, Bilgin F, Ergin A, Dere K, Güzeldemir ME. Praktyka leczenia bólu według drabiny analgetycznej WHO u pacjentów z chorobą nowotworową: ośmioletnie doświadczenie jednego ośrodka]. Agri. 2008 Oct;20(4):37-43.

61. Guiloff RJ, Angus-Leppan H. Drabina analgetyczna WHO i ból przewlekły: potrzeba poszukiwania uleczalnych przyczyn. BMJ. 2016 Feb 04;352:i597.

62. Li, De-hui, et al. Akupunktura w połączeniu z trzystopniowym lekiem przeciwbólowym
Terapia w leczeniu bólu nowotworowego: przegląd systematyczny i metaanaliza randomizowanych badań klinicznych. *Evidence-Based Complementary and Alternative Medicine*, 2021, 2021.1: 5558590.

63. Zhou, Y., Zhong, Y., & Huang, Q. F. (2007). Akupunktura plus trzystopniowa zasada drabiny przeciwbólowej w łagodzeniu bólu nowotworowego: obserwacja kliniczna 24 przypadków. *Journal of Acupuncture and Tuina Science*, *5*, 162-165.

64. Lam, T. Y., Lu, L. M., Ling, W. M. i Lin, L. Z., 2017. Pilotażowe randomizowane kontrolowane badanie akupunktury w Si Guan Xue w leczeniu bólu nowotworowego. BMC medycyna komplementarna i alternatywna, 17 (1), 1-10.

65. Filshie, J, White A, Cummings M 2016 Medical Acupuncture. 2nd ed. Elsevier: London.

66. Lyman GH, Greenlee H, Bohlke K, Bao T, DeMichele AM, Deng G, Fouladbakhsh JM, Gil B, Hershman DL, Mansfield S, Mussalleum DM, Mustian KM, Price E, Rafte S, Cohen L. 2018 Integrative Therapies During and After Breast Cancer Treatment: ASCO Endorsement of the SIO Clinical Practice Guideline. Journal of Clinical Oncology 2018 36:25.

67. Mallory, M. J., Croghan, K. A., Sandhu, N. P., Lemaine, V., Degnim, A. C., Bauer, B. A., Cha, S. S. i Croghan, I. T., 2015. Akupunktura w okresie pooperacyjnym u pacjentek z rakiem piersi: studium wykonalności. American Journal of Clinical Medicine [online], 43(1): 45-56.

68. Mehling, W. E., Jacobs, B., Acree, M., Wilson, L., Bostrom, A., West, J., & Hecht, F. M. (2007). Zarządzanie objawami za pomocą masażu i akupunktury u pooperacyjnych pacjentów z rakiem: randomizowane badanie kontrolowane. Journal of pain and symptom management, 33(3), 258-266.

69. Shah, S., Godhardt, L., & Spofford, C. (2022). Akupunktura i redukcja bólu pooperacyjnego. Current pain and headache reports, *26*(6), 453-458.

70. Ling, F., Qi, W., Li, X., Zhou, J., Xiong, J., Zhao, Y., & Liang, F. (2023). Analiza bibliometryczna terapii akupunkturą bólu nowotworowego w ciągu ostatnich 10 lat. Journal of Pain Research, 985-1003.

71. Yang, X. Y., Shi, G. X., Li, Q. Q., Zhang, Z. H., Xu, Q., & Liu, C. Z. (2013). Charakterystyka odczucia deqi i efektu akupunktury. Evidence-Based Complementary and Alternative Medicine, 2013(1), 319734.

72. Park, J. E., Ryu, Y. H., Liu, Y., Jung, H. J., Kim, A. R., Jung, S. Y., & Choi, S. M. (2013). Przegląd literatury na temat de qi w badaniach klinicznych. Acupuncture in Medicine, 31(2), 132-142.

73. Kaptchuk, T. J. (2002). Akupunktura: teoria, skuteczność i praktyka. Annals of Internal Medicine, 136(5), 374-383.

74. Kong J, Fufa DT, Gerber AJ, et al. Psychofizyczne wyniki randomizowanego badania pilotażowego akupunktury manualnej, elektrycznej i pozorowanej na eksperymentalnie wywołany ból termiczny. Pain 2005; 6:55-64.

75. Leung AY, Park J, Schulteis G, et al. Elektrofizjologia de qi

sensations. J Altern Complement Med 2006; 12: 743-50.
76. Park JJ, Akazawa M, Ahn J, et al. Wrażenie akupunktury podczas igłowania akupunkturą pod kontrolą USG. Acupunct Med 2011;29:257-65.
77. Takeda W, Wessel J. Akupunktura w leczeniu bólu w chorobie zwyrodnieniowej stawów kolanowych. Arthritis Care Res 1994;7:118-22.
78. Roth L, Maret-Maric A, Adler R, et al. Punkty akupunktury mają subiektywną (odczucie potrzeby) i obiektywną (wzrost stężenia kortyzolu w surowicy) specyficzność. Acupunct Med 1997;15:2-5.
79. Park JJ, Akazawa M, Ahn J, et al. Wrażenie akupunktury podczas igłowania akupunkturą pod kontrolą USG. Acupunct Med 2011;29:257-65.
80. White P, Bishop F, Hardy H, et al. Southampton needle sensation questionnaire: development and validation of a measure to gauge needle sensation. J Altern Complement Med 2008;14:373-9.
81. Rytmy okołodobowe. National Institute of General Medical Sciences. Retrieved at: https://www.nigms.nih.gov/education/fact-sheets/Pages/circadian-rhythms.aspx.
82. Cederroth, C. R., Albrecht, U., Bass, J., Brown, S. A., Dyhrfjeld-Johnsen, J., Gachon, F., et al. (2019). Medycyna w czwartym wymiarze. Cell. Metab. 30, 238-250. doi:10.1016/j.cmet.2019.06.019
83. Zhang, Y., Liu, L., Zhao, X., Yan, S., Zeng, F., & Zhou, D. (2022). Nowy wgląd w udar niedokrwienny: Rytm okołodobowy w angiogenezie po udarze. Frontiers in Pharmacology, 13, 927506.
84. Zhang SJ. O Ziwuliuzhu (midnight-noon ebb-flow) igłowaniu teorii akupunktury i procesie usztywniania teorii akupunktury w dynastiach Jin i Yuan. Zhen Ci Yan Jiu. 2015 Apr; 40(2):161-5.
85. Seki, K., Chisaka, M., Eriguchi, M., Yanagie, H., Hisa, T., Osada, I., & Halberg, F. (2005). Próba integracji medycyny zachodniej i chińskiej: uzasadnienie stosowania medycyny chińskiej jako chronoterapii przeciwnowotworowej. *Biomedicine & pharmacotherapy*, *59*, S132-S1
86. Yin i Yang w medycynie chińskiej. Medycyna chińska Sacred Lotus.

https://www.sacredlotus.com/go/foundations-chinese-medicine/get/yin-yang.

87. Chevalier, G., & Mori, K. (2008). Wpływ uziemienia na człowieka fizjologia. Subtle Energies & Energy Medicine Journal Archives, 18(3).

88. Chevalier, G., Sinatra, S. T., Oschman, J. L., Sokal, K., & Sokal, P (2012). Uziemienie: konsekwencje zdrowotne ponownego połączenia ludzkiego ciała z elektronami powierzchni Ziemi. *Journal of environmental and public health, 2012* (1), 291541.

89. Chevalier, G., Mori, K., & Oschman, J. L. (2006). Wpływ uziemienia na fizjologię człowieka. European Biology and Bioelectromagnetics, 2(1), 600-621.

90. Chevalier, G., Patel, S., Weiss, L., Chopra, D., & Mills, P. J. (2019). Wpływ uziemienia na ból i ogólną jakość życia osób pracujących z ciałem: Randomizowane badanie kontrolowane. *Explore*, *15* (3), 181-190.

91. Chevalier, G., Sinatra, S. T., Oschman, J. L., Sokal, K., & Sokal, P (2012). Uziemienie: konsekwencje zdrowotne ponownego połączenia ludzkiego ciała z elektronami powierzchni Ziemi. *Journal of environmental and public health, 2012* (1), 291541.

92. Ghaly, M., & Teplitz, D. (2004). Biologiczne skutki uziemienia ludzkiego ciała podczas snu mierzone poziomem kortyzolu i subiektywnym raportowaniem snu, bólu i stresu. *Journal of Alternative & Complementary Medicine, 10*(5), 767-776.

93. Balci, A. K., Koksal, O., Kose, A., Armagan, E., Ozdemir, F., Inal, T., & Oner, N. (2013). Ogólna charakterystyka pacjentów z zaburzeniami równowagi elektrolitowej przyjętych na oddział ratunkowy. *World journal of emergency medicine*, *4* (2), 113.

94. Bockenkamp B, Vyas H. Zrozumienie i postępowanie w ostrych zaburzeniach płynów i elektrolitów. Current Paediatrics. 2003;13:520-528.

95. PA, S., Kosanam, S., Shanthakumar, A., Harikrishnan, N., & VJ, D. Electrolyte Imbalance As A Key Contributor To Unexplained Pain In Chronic Kidney Disease Patients Undergoing Haemodialysis: An Observational Study. *REDVET-Revista electrónica de Veterinaria, 25*(1), 2024.

96. Chevalier, G., Patel, S., Weiss, L., Chopra, D., & Mills, P J. (2019). Wpływ uziemienia na ból i ogólną jakość życia osób pracujących z ciałem: Randomizowane badanie kontrolowane. *Explore*, *15* (3), 181-190.

97. Dong, K., Liu, L., Yu, Z., Wu, D., Zhang, Q., Huang, X. & Song, H. (2019). Przerzuty do mózgu z raka płuca z objawami neuropsychiatrycznymi jako pierwszymi objawami. Translational Lung Cancer Research, 8(5), 682.

98. Hao, Y., & Li, G. (2023). Czynniki ryzyka i prognostyczne przerzutów do mózgu u pacjentów z rakiem płuca: populacyjne badanie kohortowe Surveillance, Epidemiology, and End Results. European Journal of Cancer Prevention, 32(5), 498-511.

99. Yousefi, M., Bahrami, T., Salmaninejad, A., Nosrati, R., Ghaffari, P., & Ghaffari, S. H. (2017). Przerzuty do mózgu związane z rakiem płuc: Mechanizmy molekularne i możliwości terapeutyczne. Cellular Oncology, 40, 419-441.

100. Park H.K., Han J., Kwon G.Y., Yeo M.-K., Bae G.E. Patterns of Extrathoracic Metastasis in Lung Cancer Patients. Curr. Oncol. 2022;29:8794-8801. doi: 10.3390/curroncol29110691.

101. Wanleenuwat P., Iwanowski P. Przerzuty do ośrodkowego układu nerwowego: Podstawy molekularne i rozważania kliniczne. J. Neurol. Sci. 2020;412:116755. doi: 10.1016/j.jns.2020.116755.

102. Souza,V.G., de Araújo, R. P., Santesso, M.R., Seneda, A.L., Minutentag, I.W., Felix, T.F., & Reis, P.P. (2023). Postępy w molekularnym krajobrazie przerzutów raka płuc do mózgu. Cancers, 15(3),722.

103. Jing Luo (Channels and Collaterals | Meridians and Sub-Meridians). Tradycyjna medycyna chińska, teoria, diagnoza, zioła, formuły i akupunktura, zaufane, autentyczne, zbadane i dobrze zorganizowane informacje. Retrieved at: https://www.sacredlotus.com/go/acupuncture/get/acupuncture- channel-theory.

104. Teoria i zastosowania punktów źródłowych Yuan. Yin Yang House. Źródło:

https://yinyanghouse.com/theory/acupuncturepoints/theory_yuanluo/#yuandetails

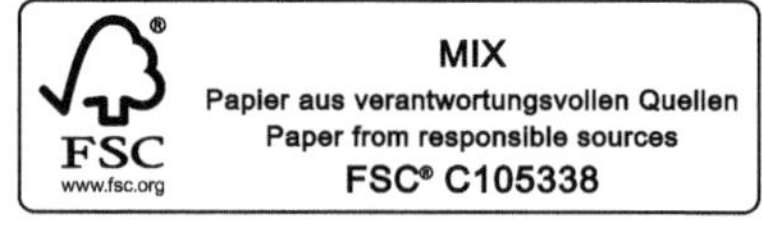

Printed by Books on Demand GmbH, Norderstedt / Germany